Manual Prático do Desenvolvimento Infantil

Thieme Revinter

Manual Prático do Desenvolvimento Infantil

Elizangela Aparecida Barbosa
Graduada em Fonoaudiologia pela Universidade Metodista de São Paulo
Especialização em Voz pelo Instituto do Câncer Arnaldo Vieira de Carvalho
MBA em Gestão de Promoção de Saúde e Qualidade de Vida promovido
pela Associação Brasileira de Qualidade de Vida e pela Universidade
Corporativa ABRAMGE em convênio com o Centro Universitário São Camilo
Pesquisadora Social do IEE – PUC-SP
Atuou em Movimento Social da Arquidiocese de São Paulo
Elaboradora de Questões para Concursos
Certificação Internacional em *Wellness Coaching e Health Coaching 360°*
Diretora do Serviço de Fonoaudiologia na Empresa FONOHOUSE
Membro da Sociedade Brasileira de Fonoaudiologia
Associação Brasileira de Qualidade de Vida
Autora dos Livros: *Fononcologia* (científico), *Estórias da Língua Lili* (infantil),
Profissionais da Saúde e Home Care, *Fonoaudiologia e Home Care e Manual
Prático de Disfagia e Home Care*
Sócia-Fundadora e Presidente do Conselho da Franquia BIOHOUSE
TERAPIAS

Paula Cristina Sellan Fukusato
Formada em Medicina pela Universidade de Mogi das Cruzes
Especialização Médica em Pediatria pela Santa Casa de
Misericórdia de São Paulo
Título de Especialista em Pediatria pela Sociedade Brasileira de
Pediatria e AMB
Especialização em Pneumologia Pediátrica pela Universidade de São Paulo
Consultora do Sono e Consultora em Amamentação
Pós-Graduanda em Nutrologia Pediátrica na Faculdade Global (FG)

Thieme
Rio de Janeiro • Stuttgart • New York • Delhi

**Dados Internacionais de
Catalogação na Publicação (CIP)**

B238m

Barbosa, Elizangela Aparecida
Manual Prático do Desenvolvimento Infantil/
Elizangela Aparecida Barbosa & Paula Cristina
Sellan Fukusato – 1. Ed. – Rio de Janeiro –
RJ: Thieme Revinter Publicações, 2020.

244 p.; il; 14 x 21 cm.
Inclui Índice Remissivo e Bibliografia
ISBN   978-85-5465-249-4
eISBN 978-85-5465-250-0

1. Desenvolvimento Infantil. 2. Fonoaudiologia.
3. Pediatria. I. Fukusato, Paula Cristina Sellan.
II. Título.

CDD: 616.855
CDU: 616.89-008.434

Contato com as autoras:
ELIZANGELA APARECIDA BARBOSA
diretoria@biohouseterapias.com.br

PAULA CRISTINA SELLAN FUKUSATO
paulasellan@hotmail.com

© 2020 Thieme
Todos os direitos reservados.
Rua do Matoso, 170, Tijuca
20270-135, Rio de Janeiro – RJ, Brasil
http://www.ThiemeRevinter.com.br

Thieme Medical Publishers
http://www.thieme.com

Capa: Thieme Revinter Publicações Ltda.

Ilustração da capa: @AdobeStock/
NataliaZelenina

Impresso no Brasil por BMF Gráfica e Editora
Ltda.
5 4 3 2 1
ISBN 978-85-5465-249-4

Também disponível como eBook:
eISBN 978-85-5465-250-0

Nota: O conhecimento médico está em constante evolução. À medida que a pesquisa e a experiência clínica ampliam o nosso saber, pode ser necessário alterar os métodos de tratamento e medicação. Os autores e editores deste material consultaram fontes tidas como confiáveis, a fim de fornecer informações completas e de acordo com os padrões aceitos no momento da publicação. No entanto, em vista da possibilidade de erro humano por parte dos autores, dos editores ou da casa editorial que traz à luz este trabalho, ou ainda de alterações no conhecimento médico, nem os autores, nem os editores, nem a casa editorial, nem qualquer outra parte que se tenha envolvido na elaboração deste material garantem que as informações aqui contidas sejam totalmente precisas ou completas; tampouco se responsabilizam por quaisquer erros ou omissões ou pelos resultados obtidos em consequência do uso de tais informações. É aconselhável que os leitores confirmem em outras fontes as informações aqui contidas. Sugere-se, por exemplo, que verifiquem a bula de cada medicamento que pretendam administrar, a fim de certificar-se de que as informações contidas nesta publicação são precisas e de que não houve mudanças na dose recomendada ou nas contraindicações. Esta recomendação é especialmente importante no caso de medicamentos novos ou pouco utilizados. Alguns dos nomes de produtos, patentes e design a que nos referimos neste livro são, na verdade, marcas registradas ou nomes protegidos pela legislação referente à propriedade intelectual, ainda que nem sempre o texto faça menção específica a esse fato. Portanto, a ocorrência de um nome sem a designação de sua propriedade não deve ser interpretada como uma indicação, por parte da editora, de que ele se encontra em domínio público.

Todos os direitos reservados. Nenhuma parte desta publicação poderá ser reproduzida ou transmitida por nenhum meio, impresso, eletrônico ou mecânico, incluindo fotocópia, gravação ou qualquer outro tipo de sistema de armazenamento e transmissão de informação, sem prévia autorização por escrito.

"Amar é acolher, é compreender, é fazer o outro crescer. Como os pássaros, que cuidam de seus filhos ao fazer um ninho no alto das árvores e nas montanhas, longe de predadores, ameaças e perigos, e mais perto de Deus, deveríamos cuidar de nossos filhos como um bem sagrado, promover o respeito a seus direitos e protegê-los. E não se enganem: Uma gotinha no oceano faz, sim, muita diferença."

Dra. Zilda Arns Neumann

AGRADECIMENTOS

Agradeço a Deus pela minha vida, missão e vocação em ajudar as pessoas por meio da minha profissão.

Agradeço à minha família, que é tudo em minha vida.

Agradeço à Pastoral da Criança e à Dra. Zilda Arns Neumann pela oportunidade de atuação como voluntária, o que foi fundamental para minha formação.

Agradeço aos profissionais pelo carinho, acolhimento e troca de conhecimento constante.

Agradeço à equipe da Biohouse Terapias.

Agradeço a cada paciente e seus familiares pela confiança e aprendizado.

E minha gratidão eterna a você, leitor.

Elizangela Aparecida Barbosa

Agradeço a todos os colegas que se dedicaram a participar deste projeto e passar seu conhecimento da melhor forma possível.

Agradeço aos meus filhos Leonardo e Gabriel (que estamos à espera), que são as maiores inspirações para este trabalho; e ao meu marido, Eduardo, que fez parte deste livro e é grande fonte de apoio e carinho.

A toda minha família – mãe, pai, irmãos, tios, primos, de sangue e consideração –, que sabe o quanto colaborou para minha formação.

E, por fim, a todos os pacientes, que diariamente confiam em nosso trabalho.

Paula Cristina Sellan Fukusato

DEDICATÓRIA

Dedicamos este livro a você, leitor, pela confiança e credibilidade.

E celebramos a amizade dos autores e coautores que contribuíram para a concretização desta obra.

Obrigada!!!

PREFÁCIO

Caro leitor, este livro é fruto de uma amizade da autora Elizangela com a família Sellan. Em 2011, o Sr. Luiz Antônio Sellan estava acamado com uma doença degenerativa e passou a ser atendido no sistema de atendimento domicilar (*home care*) pela autora citada acima, e Paula Sellan era estudante de medicina. Assim nasceu uma amizade, confiança e cumplicidade de ambas as partes que resulta, anos depois, neste livro. Sabe aquela amizade de profundo respeito, daquelas que a gente leva para vida e envolve a família?

Que o mundo seja contagiado de boas energias, pessoas com boas intenções e boas amizades para, assim, plantarmos um mundo melhor.

Paz e Bem a todos!

AUTORES E COAUTORES

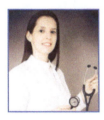

Ana Paula Teixeira Melo
Formada em Medicina pela Universidade de Mogi das Cruzes
Residência Médica em Pediatria pela Santa Casa de São Paulo
Título de Especialista em Pediatria pela Sociedade Brasileira de Pediatria e AMB
Residência Médica em Endocrinologia Pediátrica pela Santa Casa de São Paulo
Título de Especialista em Endocrinologia Pediátrica pela Sociedade Brasileira de Pediatria e AMB
Aprimoramento no Ambulatório de Diabetes Melito da Santa Casa de São Paulo

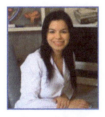

Anne Caroline dos Santos Andrade
Formada em Medicina pela Universidade José do Rosário Velano (Unifenas), BH
Residência em Ginecologia e Obstetrícia pelo Hospital Júlia Kubitschek (FHEMIG)
Pós-Graduação em Ultrassom em Ginecologia e Obstetrícia pela Cetrus
Especialização em Medicina Fetal pela Conceptus

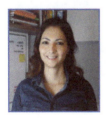

Carolina Galindo
Formada em Administração de Empresas pela PUC-SP
Pós-Graduada em Gerenciamento de Projetos pelo Mackenzie
Consultora Materna Especializada em Sono Infantil, Amamentação e Massagem *Shantala*
Criadora do Curso Doce Soninho
Certificada pelo IAM e Mamãe Nasceu

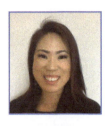

Cristiane Okazaki
Formada em Medicina pela Escola Paulista de Medicina da Universidade Federal de São Paulo (EPM-Unifesp)
Residência em Oftalmologia pela Unifesp
Título de Especialista em Pediatria pela Sociedade Brasileira de Oftalmologia e AMB
Especialização em Plástica Ocular pela Unifesp
Mestrado em Oftalmologia e Ciências Visuais pela Unifesp

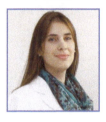

Daniela Barbieri Bariani Braga
Formada em Medicina pela Faculdade de Ciências Médicas da Santa Casa de São Paulo
Residência em Pediatria pela Santa Casa de Misericórdia de São Paulo
Título de Especialista em Pediatria pela Sociedade Brasileira de Pediatria
Especialização em Neurologia Pediátrica pela Santa Casa de Misericórdia de São Paulo
Neuropediatra dos Hospitais Albert Einstein e Infantil Sabará

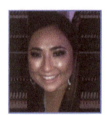

Danielle Miki Iwao
Formada em Medicina pela Universidade de Mogi das Cruzes
Residência em Pediatria pelo Hospital Santa Marcelina Itaquera
Residência em Neonatologia pelo Hospital Santa Marcelina Itaquera
Título de Especialista em Pediatria pela Sociedade Brasileira de Pediatria

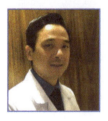

Eduardo Heidi Fukusato
Formado pela Universidade Oswaldo Aranha
Especialização Médica em Anestesiologia pela Irmandade Santa Casa de Misericórdia de São Paulo
Médico Assistente da Irmandade Santa Casa de Misericórdia de São Paulo
Preceptor da Especificação de Anestesiologia do Hospital Geral de Pirajussara, SP

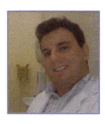

Ivo Zulian Neto
Formado pela Universidade Cidade de São Paulo
Residência em Ortopedia e Traumatologia pelo Conjunto Hospitalar do Mandaqui
Membro Titular da Sociedade Brasileira de Ortopedia e Traumatologia
Especialização em Cirurgia do Joelho no Conjunto Hospitalar do Mandaqui

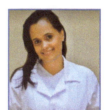

Luciana Ferreira de Aguiar
Formada em Enfermagem pelo Centro Universitário Nove de Julho
Pós-Graduada em Enfermagem Obstétrica pela FMU
Pós-Graduada em Auditoria em Serviços de Saúde pela FMU
Instrutora de *Shantala* pela Nascer Feliz
Consultora em Amamentação pela GAMA

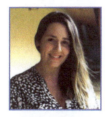

Mariana Pissante Wisneski
Formada em Medicina pela Escola Paulista de Medicina da Universidade Federal de São Paulo (EPM-Unifesp)
Residência em Oftalmologia pela Unifesp
Título de Especialista em Pediatria pela Sociedade Brasileira de Oftalmologia
Especialização em Oftalmopediatria e Estrabismo pela Unifesp

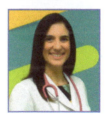

Marcela Ferreira de Noronha
Formada em Medicina pela Universidade São Francisco
Residência em Pediatria pelo Hospital Municipal Infantil Menino Jesus
Título de Especialista em Pediatria
Especialização em Nefrologia Pediátrica na Santa Casa de Misericórdia de São Paulo
Certificada em Disciplina Positiva Parental pela Positive Discipline Association
Certificada em Disciplina Positiva na Primeira Infância e Sala de Aula pela Positive Discipline Association

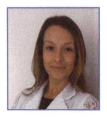

Samantha Monteiro da Silva
Formada em Fisioterapia pela Universidade Adventista de São Paulo
Especialização em Intervenções Fisioterapêuticas em Doenças Neuromusculares pela Universidade Federal de São Paulo
Especialização em Fisioterapia em Terapia Intensiva pela Sociedade Brasileira de Terapia Intensiva
Aprimoramento em Ortopedia Pediátrica pela Associação de Assistência à Criança Deficiente

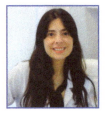

Thamy Jay Garcia
Graduação em Medicina pela Faculdade de Medicina do ABC
Especialização em Ginecologia e Obstetrícia pelo Hospital das Clínicas da Faculdade de Medicina da Universidade de São Paulo
Especialização em Reprodução Humana pelo Centro de Reprodução Humana Governador Mario Covas do Hospital das Clínicas da Faculdade de Medicina da Universidade de São Paulo
Título em Ultrassonografia em Ginecologia e Obstetrícia pelo Colégio Brasileiro de Radiologia e Diagnóstico por Imagem (CBR)

SUMÁRIO

1 A GESTAÇÃO 1
Thamy Jay Garcia • Paula Cristina Sellan Fukusato

2 O PARTO 21
Anne Caroline dos Santos Andrade • Danielle Miki Iwao • Eduardo Heidi Fukusato Paula Cristina Sellan Fukusato

3 PREMATURIDADE 35
Cristiane Okazaki • Danielle Miki Iwao • Paula Cristina Sellan Fukusato

4 PÓS-PARTO OU PUERPÉRIO 45
Paula Cristina Sellan Fukusato • Thamy Jay Garcia

5 AMAMENTAÇÃO 59
Anne Caroline dos Santos Andrade • Luciana Ferreira de Aguiar Paula Cristina Sellan Fukusato

6 TRANSTORNO DO ESPECTRO AUTISTA 77
Daniela Barbieri Bariani Braga

7 DESENVOLVIMENTO MOTOR 89
Paula Cristina Sellan Fukusato • Samantha Monteiro da Silva

8 DESENVOLVIMENTO NEUROLÓGICO 101
Elizangela Aparecida Barbosa • Paula Cristina Sellan Fukusato

9 OFTALMOLOGIA NA INFÂNCIA 107
Cristiane Okazaki • Mariana Pissante Wisneski

10 PRONAÇÃO DOLOROSA 117
Ivo Zulian Neto

11 DISCIPLINA POSITIVA – UM NOVO OLHAR SOBRE A EDUCAÇÃO DOS FILHOS 121
Marcela Ferreira de Noronha

12 INFECÇÕES NO PRIMEIRO ANO DE VIDA 133
Paula Cristina Sellan Fukusato

SUMÁRIO

13 ALIMENTAÇÃO 143
Paula Cristina Sellan Fukusato

14 OBESIDADE INFANTIL 155
Ana Paula Teixeira Melo

15 DIABETES MELITO TIPO 1 163
Ana Paula Teixeira Melo

16 A IMPORTÂNCIA DO SONO NO DESENVOLVIMENTO INFANTIL 169
Carolina Galindo ▪ Paula Cristina Sellan Fukusato

17 DESENVOLVIMENTO HUMANO 181
Elizangela Aparecida Barbosa

18 INTERNAÇÃO DOMICILIAR (*HOME CARE*) NA INFÂNCIA 189
Elizangela Aparecida Barbosa

19 TERAPIAS COMPLEMENTARES À SAÚDE 193
Elizangela Aparecida Barbosa

20 A REABILITAÇÃO DA DISFAGIA OROFARÍNGEA 197
Elizangela Aparecida Barbosa

21 *LASER* APLICADO NA INFÂNCIA 209
Elizangela Aparecida Barbosa

ÍNDICE REMISSIVO 217

Manual Prático do Desenvolvimento Infantil

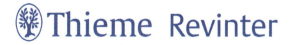

A GESTAÇÃO

CAPÍTULO 1

Thamy Jay Garcia
Paula Cristina Sellan Fukusato

COMO DIAGNOSTICAR UMA GESTAÇÃO?

Sabemos que a gestação se inicia com a fecundação de um óvulo por um espermatozoide, a qual ocorre na tuba uterina, formando um embrião. Após 6 dias, esse embrião alcança o útero e fixa-se no endométrio, onde irá se desenvolver. Essa fixação chama-se nidação, e neste momento pode haver um pequeno sangramento que frequentemente pode ser confundido com uma menstruação, deixando muitas mulheres confusas.

Existem diversos sinais e sintomas que permitem o diagnóstico clínico (sem exames) da gravidez. Todos eles são inespecíficos, mas aumentam as suspeitas até a realização de um teste laboratorial.

A primeira suspeita de que uma mulher possa estar gestante é o famoso atraso menstrual, porém ele pode ocorrer por outras causas, como distúrbios hormonais, ansiedade e estresse. Todavia, um atraso menstrual maior que 10-14 dias aumentaria a suspeita de gestação.

Outros sinais que podem aumentar a suspeita de gestação são:

- Alterações cutâneas como estrias, cloasma gravídico (manchas no rosto), linha nigra (escurecimento da linha média da barriga por aumento de melanina) e o sinal de Halban (aumento de pequenos pelos jovens nos limites do couro cabeludo).
- Alterações mamárias:
  - Dor mamária pode ocorrer a partir da 5ª semana.
  - Ocorre um aumento do volume das mamas e algumas mulheres têm o final do seu desenvolvimento mamário durante a gestação, com o surgimento de glândulas acessórias (tubérculos de Montgomery, que são pequenas protrusões ao redor da aréola) aproximadamente na 8ª semana.

- Aumento da vascularização das mamas, deixando vasos venosos visíveis na mesma (rede de Haller) a partir de 16 semanas.
- Aumento da pigmentação dos mamilos (sinal de Hunter) por volta da 20ª semana.
- Aumento do volume uterino:
  - O útero é palpável por um obstetra logo acima da sínfise púbica (osso da bacia) com 12 semanas de gestação.
  - Na 16ª semana, encontramos o útero entre a sínfise púbica e a cicatriz umbilical.
  - Com 20 semanas, o útero atinge a cicatriz umbilical, e a partir de então a altura uterina passa a acompanhar as semanas de gestação.
  - Com 40 semanas, finalmente o útero atinge o apêndice xifoide.
- Sinais percebidos no exame obstétrico:
  - Sinal de Hegar: consistência elástica e amolecida da região ístmica.
  - Sinal de Osiander: percepção do pulso da artéria vaginal ao toque.
  - Sinal de Piskacek: assimetria uterina à palpação com abaulamento e amolecimento no sítio de implantação ovular.
  - Sinal de Nobile-Budin: preenchimento do fundo-de-saco vaginal pelo útero globoso.
  - Sinal de Chadwick: coloração violácea da mucosa vulvar, do vestíbulo e meato urinário.
  - Sinal de Kluge: coloração violácea da mucosa vaginal.

Observamos também alguns sintomas iniciais que podem ser típicos de gestação:

- **Náuseas** – mais frequentes entre a 6ª e a 14ª semana de gestação, principalmente pela manhã. Ocorrem em decorrência da presença dos altos níveis de hCG (gonadotrofina coriônica, hormônio responsável por sustentar a gravidez inicialmente), sendo tratadas com antieméticos por via oral em casa.
- Em casos mais graves, a gestante pode desenvolver **hiperêmese gravídica** devida à má adaptação do organismo ao hCG, podendo associar os sintomas de náuseas e vômitos à perda de peso, desidratação, dentre outras complicações. Nesses casos, faz-se necessário internação para hidratação e medicação endovenosa. Acomete principalmente mães de primeira viagem jovens, obesas ou em gestação gemelar. Geralmente melhora após 20 semanas de gestação.
- **Polaciúria (aumento da frequência urinária) e noctúria (aumento da frequência noturna)** – ocorre em torno da 6ª semana de gestação e relaciona-se com aumento na produção urinária total e pela compressão da bexiga pelo útero.

A GESTAÇÃO

- **Distensão abdominal, constipação intestinal, tontura, sonolência e fadiga** – todos os sintomas causados pelo aumento da progesterona do organismo materno.
- **Lombalgia** – sinal mais tardio e ocorre devido à acentuação da lordose normal da mulher no período gestacional.

Notamos que todos esses sinais e sintomas são inespecíficos e, portanto, isoladamente não podem diagnosticar uma gestação; porém, temos alguns sinais que nos dão certeza de gestação. São eles:

- *Ausculta dos batimentos cardíacos fetais:* com o estetoscópio de Pinnard (a partir de 20 semanas de gestação) ou com o sonar a partir de 12 semanas de gestação.
- *Percepção de partes e movimentos fetais:* a partir de 18 a 20 semanas de gestação, é possível a identificação de partes e de movimentos fetais pela palpação abdominal.
- *Sinal de Puzos:* corresponde ao rechaço fetal uterino (ao empurrar o feto dentro da barriga, sentimos ele voltar e bater na nossa mão), podendo ser observado a partir da 14ª semana.

E, laboratorialmente, como é feito o diagnóstico?

O hormônio gonadotrófico humano (hCG) é produzido pelo sinciciotrofoblasto, e impede a involução do corpo lúteo (produtor de progesterona, principal hormônio que sustenta a gravidez inicial) até 6-7 semanas. A fração beta (beta-hCG) é usada para detecção e quantificação no sangue periférico, e já é possível identificar sua presença de 8 a 11 dias após a concepção.

Numa gestação tópica e evolutiva, a concentração de beta-hCG dobra entre 48 e 72 horas, e atinge seu pico entre 60 e 90 dias (8-14 semanas).

PRÉ-NATAL

Ao descobrir uma gestação, junto com toda a alegria vem também a ansiedade. O que fazer neste momento? Quando procurar o obstetra?

Então, vamos lá. O ideal seria procurar um obstetra antes de iniciar as tentativas para engravidar, uma vez que ele pode pesquisar se você está saudável ou se tem alguma coisa fora do lugar para ajustar antes de tentar a concepção. Fora isso, o obstetra vai prescrever as famosas vitaminas, que são importantes antes de a mulher engravidar, especificamente o ácido fólico, que deve ser iniciado para as mulheres pelo menos 3 meses antes de gestação com o objetivo de prevenir defeitos de fechamento do tubo neural (como espinha bífida e anencefalia).

Entretanto, se você não fez uma consulta pré-concepcional, não há motivo para desespero. Ao se descobrir a gestação, geralmente pelo atraso menstrual e/ou por um teste de gravidez urinário, está na hora de agendar a primeira consulta do pré-natal, iniciar as vitaminas que serão prescritas, e realizar exames laboratoriais para rastreio e prevenção de possíveis doenças.

Na primeira consulta de pré-natal, são solicitados os seguintes exames:

- Tipo sanguíneo ABO e fator Rh.
- Pesquisa de anticorpos irregulares.
- Hemograma.
- Sorologias: sífilis, rubéola, toxoplasmose, citomegalovírus, HIV, hepatites B e C.
- Glicemia de jejum.
- Urina I e urocultura.
- Perfil tireoidiano: TSH e T4 livre.
- Protoparasitológico de fezes (três amostras).
- Colpocitologia oncótica (Papanicolaou).
- Ultrassonografia transvaginal para datação da gestação.

Estes exames serão repetidos ao longo do pré-natal, mas podem variar a frequência se for diagnosticada alguma doença de base, como diabetes gestacional, hipertensão gestacional, hipotireoidismo etc. No entanto, numa gravidez sem intercorrências, eles serão solicitados, em geral, da seguinte forma:

- Entre 12 e 16 semanas: nova urocultura.
- Entre 24 e 28 semanas de gestação:
  - Teste de tolerância oral à glicose de 75 g (se a glicemia em jejum na primeira consulta for inferior a 92 mg/dL; caso superior, já foi feito diagnóstico de diabetes gestacional e não será necessário).
  - Ecocardiografia fetal, se indicado.
- Mensalmente:
  - Pesquisa de anticorpos irregulares (Coombs indireto) para gestantes Rh negativas com parceiros Rh positivos ou desconhecidos.
- Bimensalmente:
  - Sorologia para toxoplasmose no caso de a gestante nunca ter tido contato com doença.
  - Se susceptível, repetir sorologias de rubéola e citomegalovírus.
- Terceiro trimestre:
  - Sorologia para sífilis e HIV (a partir de 30 semanas).
  - Pode-se repetir também as sorologias de hepatites B e C se presença de fator de risco de contágio.
  - Hemograma entre 28 e 32 semanas (já que no parto a gestante perde um volume considerável de sangue, e é importante não haver uma anemia prévia que poderia ser piorada pelo sangramento).
  - Entre 35 e 37 semanas deve-se colher pesquisa de colonização vaginal e perianal por *Streptococcus agalactiae* (bactéria que normalmente coloniza

parte das mamães e pode ser responsável por quadros graves respiratórios no recém-nascido).

A OMS recomenda que sejam realizadas no mínimo seis consultas de pré-natal ao longo da gestação, sendo uma no primeiro trimestre, duas no segundo e três no terceiro. Nas gestantes de baixo risco, sem doenças prévias, após a realização da primeira consulta, o retomo deve ocorrer em 15 dias para avaliação dos exames solicitados, e a partir de então as consultas devem ser mensais até 28 semanas, a cada 2 a 3 semanas até 36 semanas, e a partir daí semanais até o parto.

As gestações de alto risco vão ter retornos mais frequentes de acordo com a doença de base e os exames solicitados.

Toda consulta de pré-natal deve avaliar as queixas e sintomas da gestante, com exame físico adequado, sendo necessário em todas as consultas medir peso, pressão arterial, avaliar a movimentação fetal, altura do fundo uterino e auscultar os batimentos cardíacos fetais (geralmente possível a partir de 15 semanas com sonar), lembrando que a frequência cardíaca de um feto considerado normal varia entre 110 e 160 bpm.

Um fato curioso é que as futuras mamães adoram que a medida da altura uterina é correspondente à idade gestacional a partir de 20 semanas. Por isso, a partir deste momento, a gestante consegue também acompanhar o crescimento do seu bebê.

O exame da gestante pode incluir o toque vaginal e o exame especular para avaliar risco de infecções e no final da gestação para avaliar a bacia, a insinuação da apresentação fetal e o colo uterino. Também deve ser colhida a colpocitologia oncótica (Papanicolaou) caso não tenha exame recente.

A partir do segundo trimestre, podemos avaliar a posição fetal com a **manobra de Leopold**, que consiste na palpação da barriga da gestante (Fig. 1-1).

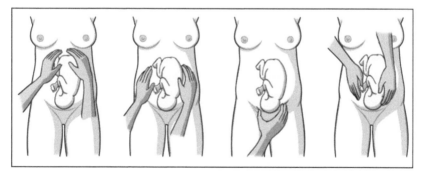

Fig. 1-1. Manobra de Leopold. (Fonte: Zugaib, Marcelo. Zugaib Obstetrícia. 3. ed. São Paulo: Editora Atheneu; 2015.)

ULTRASSONS

Além de ser muito gostoso ver o bebê no ultrassom, ele vai ajudar na determinação da idade gestacional, identificar gestações múltiplas e possíveis malformações fetais.

O ultrassom pode ser realizado via transvaginal (USTV) ou transabdominal, sendo que o melhor parâmetro ultrassonográfico de análise da datação da gestação é a medida do comprimento cabeça-nádegas (CCN) do embrião no primeiro trimestre.

A vesícula vitelínica pode ser visualizada a partir de 5 semanas de gestação, com um saco gestacional de 8 a 10 mm.

O embrião já está presente no final de 4 semanas de gestação, porém só é visualizado no USTV ao final de 5 semanas junto à vesícula vitelínica, e com 6 semanas já é detectado batimento cardíaco fetal ao Doppler.

Deve-se realizar pelo menos um ultrassom por trimestre:

- Ultrassom inicial (pedido na primeira consulta) para diagnóstico e datação da gestação.
- Morfológico 1º trimestre: 11 a 13 semanas e 6 dias.
- Morfológico 2º trimestre com a avaliação do colo uterino: 20 a 24 semanas.
- Ultrassom de 3º trimestre em 34 a 37 semanas para avaliação do crescimento fetal e da placenta.

Para mamães com poucos recursos, se for necessário escolher apenas um exame, preferir o morfológico de 2º trimestre, que auxilia na datação e, ainda, avalia a morfologia fetal adequada.

DATAÇÃO DA GRAVIDEZ

Até agora falamos muito sobre as semanas de gestação, o que pode deixar muitas gestantes confusas. Então, vamos fazer uma pausa para explicar como nós, obstetras, calculamos a idade gestacional.

Por convenção, utilizamos a data do primeiro dia da última menstruação (DUM). Como referência para definir o tempo de gestação e a data provável do parto (DPP), sempre estimada com 40 semanas, utilizamos a Regra de Nagele (Fig. 1-2).

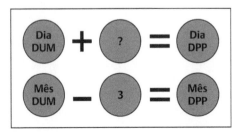

Fig. 1-2. Regra de Nagele. (Fonte: www.drathamy.com.br.)

Existe um problema, no entanto, que às vezes a data calculada pelo ultrassom é diferente da calculada pela DUM. Como resolvemos? Simples, quando houver diferença entre idade gestacional menstrual e ultrassonográfica, deve-se definir qual a mais acurada. Vamos, então, considerar o erro de data e levar em consideração a idade gestacional definida pelo ultrassom se a diferença for:

- > 5 dias em USG até 8 semanas e 6 dias.
- > 7 dias em USG entre 9 e 15 semanas e 6 dias.
- > 10 dias em USG entre 16 e 21 semanas e 6 dias.
- > 14 dias em USG entre 22 e 27 semanas e 6 dias.
- A partir de 28 semanas, deve-se realizar USG seriados (excluir CIUR, macrossomia etc.).

Mas por que o intervalo de confiança varia? Porque a acurácia ultrassonográfica para datação da gestação diminui com a evolução da gestação de acordo com o padrão de crescimento do feto. Então, uma vez estabelecida a datação, a mesma não deve ser alterada.

MESES OU SEMANAS?

Uma das dúvidas mais frequentes é: como saber qual o tempo da gestação?

Os amigos e familiares querem saber de quantos meses a gestante está, enquanto na consulta o médico fala sempre em semanas, gerando uma confusão.

Todo mundo diz que a gestação dura 9 meses, no entanto no pré-natal vamos contar o tempo de gravidez em semanas, sendo que a data prevista do parto é com 40 semanas.

Com uma continha simples, percebemos que 40 semanas equivalem a 10 meses. E agora?!

Na verdade, a gestação dura 9 meses lunares, porém o calendário lunar é um pouco diferente do gregoriano que usamos no nosso dia a dia. Dessa forma temos essa pequena confusão ao contar as semanas como estamos acostumados!

Então fizemos uma tabelinha para ajudar nessa conversão e colocar certa equivalência para ajudar as mamães (Fig. 1-3).

VITAMINAS

As necessidades de ferro aumentam consideravelmente na gestação por causa de seu consumo pelo feto e placenta, e ainda pelo aumento da produção de células sanguíneas. Dessa forma, a maioria das gestantes apresentará anemia ferropriva (por deficiência de ferro).

A anemia na gestação é definida com hemoglobina < 11, e, para sua prevenção, o obstetra vai suplementar ferro a partir de 20 semanas de gestação. A suplementação não é necessária no 1º trimestre em razão da baixa necessidade

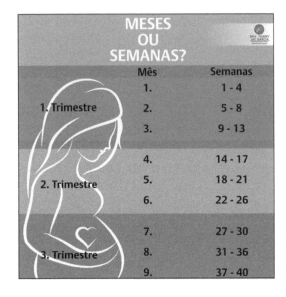

Fig. 1-3. Tabela para conversão em meses ou semanas. (Fonte: www.drathamy.com.br.)

de ferro neste período e ao risco de agravar os sintomas de náuseas, vômitos e constipação, já frequentes nesta idade gestacional.

Não devemos esquecer do ácido fólico, que deve ser iniciado pelo menos 90 dias antes da concepção.

Uma opção ao ferro e ao ácido fólico são os polivitamínicos. Existem diversos no mercado que podem ser encontrados de maneira fácil e, além de suprir as necessidades básicas destes nutrientes, ainda complementam vitaminas (A, B6, B12, C, D, E, niacina, tiamina, riboflavina, folato) e minerais (como zinco, iodo, fósforo, cálcio, selênio). Podem ser introduzidos a qualquer momento da gestação, sendo que é importante lembrar do aumento de efeitos gastrointestinais antes das 20 semanas de gestação.

Alguns polivitamínicos incluem em sua composição os ácidos docosahexanoico (DHA) e eicoapentaenoico (EPA), que são componentes essenciais não só para o desenvolvimento neurológico quanto para a função visual do feto. Se possível, devem ser mantidos até 4 meses após o parto pelo benefício para o recém-nascido pela amamentação.

VACINAÇÃO

Uma dúvida frequente é: quais vacinas as gestantes podem e devem tomar, e quais são vetadas na gestação.

De maneira geral, as vacinas produzidas com vírus vivos atenuados como sarampo, caxumba, rubéola, poliomielite, varicela são contraindicadas na gestação. Elas podem, e devem, ser tomadas após o parto.

A GESTAÇÃO 9

Uma exceção a isso é a vacina da febre amarela, também composta de vírus vivo atenuado. Ela não deve ser aplicada de rotina em gestantes, exceto nos casos de risco de exposição. A gestante é orientada a evitar a exposição durante a gestação; caso não seja possível, é preferível aplicar a vacina em detrimento do risco fetal em virtude do benefício materno.

Mulheres que desejam gestar e tomaram alguma destas vacinas de vírus vivo atenuado devem esperar um intervalo de 28 dias para se tentar uma gestação.

Já as vacinas com bactérias inativadas (pneumococo, meningococo), toxoides (tétano) ou vírus vivos inativados (*influenza*, hepatite B) ou vírus mortos (raiva) podem ser utilizadas durante a gestação.

As seguintes vacinas são obrigatórias durante o pré-natal:

1. *Tétano:* existem duas vacinas para as gestantes:
   - Dupla bacteriana (dT, composta de toxoides contra o tétano e a difteria), indicada no 2º trimestre se a última vacina contra tétano tiver sido realizada há mais de 5 anos.
   - Tríplice bacteriana (dTpa, com componente *pertussis* acelular), indicada a partir de 20 semanas para oferecer imunidade passiva ao lactente contra a coqueluche, já que a futura mamãe vai passar os anticorpos para o recém-nascido.
2. *Influenza:* composta de vírus vivo inativo, é indicada na época de maior incidência de gripe, e no segundo ou terceiro trimestre da gestação. Em situações de epidemia, pode ser aplicada mesmo no primeiro trimestre da gestação para redução dos riscos maternos.
3. *Hepatite B:* pacientes não imunizadas devem completar três doses da vacina.

IMUNOGLOBULINA HUMANA ANTI-RH

Se a gestante for Rh negativo e seu parceiro Rh positivo ou desconhecido, deve-se solicitar o teste de Coombs indireto e, se este for negativo, deve ser repetido mensalmente para controle. Se positivo, a gestante é considerada aloimunizada e há risco de anemia fetal grave, e o feto deve ser acompanhado mais de perto.

As gestantes não sensibilizadas devem realizar profilaxia com a administração de 300 mg da imunoglobulina anti-D por via intramuscular a partir de 28 semanas de gestação como rotina. E ainda se houver sangramentos na gestação (abortamento, gestação ectópica, gestação molar, placenta de inserção baixa, descolamento prematuro de placenta, sangramentos inexplicados etc.), óbito fetal, natimorto, trauma abdominal e após procedimento invasivo (cordocentese, amniocentese, biópsia de vilo corial).

Será realizada uma nova dose pós-parto no caso de o recém-nascido ser comprovadamente Rh positivo (no caso de ser negativo, não há necessidade de nova dose).

A imunoglobulina deve ser administrada até 72 horas após o parto ou evento de risco, sendo que quanto mais tardia for sua aplicação, menor será sua efetividade.

Lembrando que, após a aplicação da imunoglobulina, o Coombs indireto pode ficar positivo por até 4 semanas.

ATIVIDADE LABORAL

A gestante geralmente pode manter sua atividade laboral sem problemas. No entanto, se sua atividade exigir longos períodos em pé, esforço físico intenso e/ou exposição a agentes químicos, físicos, tóxicos ou biológicos de risco, deve-se recomendar que a empresa a designe para outra função.

SAÚDE BUCAL

Existe o risco de hipertrofia gengival (épulis) e sangramento gengival nesses casos.

Se, por algum motivo, houver necessidade, a grávida deve ser avaliada por um dentista e, se necessário, realizar algum procedimento. Devem ser recomendados a utilização de anestésico local sem vasoconstritor e os exames radiológicos sempre com proteção do avental de chumbo.

BELEZA

Gestantes podem usar colorações que não contenham chumbo ou amônia.

Não existem evidências de a depilação com cera e drenagem linfática possam causar algum tipo de dano se usadas durante a gravidez.

VIAGENS

De modo geral, as viagens terrestres são permitidas, sempre lembrando a importância de movimentar de forma frequente os membros inferiores para reduzir o risco de trombose.

É importante o uso do cinto de segurança de quatro pontos na gestante como passageira ou motorista.

E não há restrição de viagens aéreas até 34 semanas de gravidez, lembrando sempre que aqui estamos falando sobre gestações normais e sem intercorrências, sendo sempre importante consultar seu obstetra para saber qual o seu caso específico.

ATIVIDADE FÍSICA

Em geral, as gestantes podem e devem realizar atividade física, sempre evitando as atividades de alto impacto e de contato físico, pelo risco de lesão articular, e preferir atividades leves como caminhadas, natação ou hidroginástica.

ATIVIDADE SEXUAL

Nas gestações de baixo risco, não há restrição quanto à atividade sexual, exceto se houver alguma intercorrência como trabalho de parto prematuro, colo curto ou sangramentos.

ORIENTAÇÕES DE PARTO

Algumas medidas podem ser adotadas para preparar melhor a gestante para o parto normal.

As gestantes devem ser orientadas de modo a reconhecer um trabalho de parto para que neste momento procurem a maternidade, sendo que o principal sinal de trabalho de parto é a presença de contrações uterinas (ritmadas, dolorosas e persistentes), perda de líquido amniótico ou sangramento vaginal.

Segundo a FEBRASGO (Federação Brasileira das Associações de Ginecologia e Obstetrícia), a melhor medida de preparo é a massagem do períneo iniciada após 35 semanas de gestação com o objetivo de melhorar a chance de sucesso no parto e, ainda, de diminuir a ocorrência de lacerações perineais.

Outra medida benéfica é a prática de exercícios do assoalho pélvico, que ajudam na prevenção de incontinência urinária não só durante a própria gestação, como no pós-parto

Além disso, deve-se lembrar que a gestante deve ser informada, ainda durante o pré-natal, quanto aos procedimentos que podem ou não ser necessários durante a assistência ao parto, assim como seus riscos e benefícios, como por exemplo: uso de ocitocina, jejum, episiotomia, analgesia farmacológica, dentre outros.

Consulta Pré-Natal com o Pediatra

Esta consulta deve acontecer no terceiro trimestre por volta de 32 semanas de gestação. Nesta ocasião, os pais terão a chance de conhecer o pediatra do seu bebê, podendo aproveitar essa oportunidade valiosa para esclarecer dúvidas, que sempre são muitas nesse momento.

A assistência à saúde da criança deve começar desde o pré-natal. Sendo assim, analisamos o casal, detectando doenças prévias e possíveis complicações ou maiores chances delas na sala de parto.

Avaliamos as mamas, explicando sobre a amamentação, características e volume adequado para o bebê, além da apojadura e livre demanda.

Amamentação:

- Iniciamos a conversa sobre aleitamento materno e examinamos as mamas. Não há uma preparação necessária para as mamas, e sempre ressaltamos que mesmo as mães com mamilos planos ou invertidos podem e devem amamentar, desde que bem orientadas, pois devem ter mais supervisão de um profissional capacitado no pós-parto para o adequado posicionamento, assunto que será abordado no capítulo sobre amamentação.

- A amamentação deve ser iniciada ainda na sala de parto quando possível, e mantida até os 2 anos de idade.

Alimentação da mãe no pré-natal:

- Muito se sabe hoje em dia que a alimentação da mãe influencia a criança desde a gestação.
- O paladar da criança vem sendo formado desde o contato com o líquido amniótico; portanto, quanto mais diversificada e saudável a alimentação durante a gestação, maior a chance da criança, no futuro, aceitar bem todos os grupos de alimentos.
- Evitar o consumo excessivo de açúcar durante a gestação e manter uma ingesta adequada de frutas.
- Manter uma alimentação repleta de legumes e verduras de todos os tipos, dando especial atenção às folhas verdes escuras que são fonte de fibras e ajudam a controlar a glicemia no caso de uma possível diabetes gestacional, além de serem ricas em ferro, como exemplo: rúcula, espinafre, couve, agrião.
- Dar preferência para ingesta de alimentos integrais (principalmente pães, macarrão e arroz) e lembrar que o consumo de água deve ser livre, e em maior quantidade na gravidez e também durante a amamentação.
- O consumo de álcool na gestação não deve ser realizado nem em pequenas quantidades.
- A alimentação equilibrada e a adequada ingesta de água, além de serem saudáveis, aliviam os sintomas de constipação comuns na gravidez.

Tabagismo na gestação:

- É prejudicial em todas as fases da gravidez. Os fumos apresentam mais de 2.500 substâncias tóxicas e, por ação delas, ocorrem alterações nas artérias que nutrem a placenta devidas à menor oferta de oxigênio.
- Ainda há risco de abortamento, malformações fetais, restrição de crescimento intrauterino, ruptura prematura das membranas, parto prematuro, descolamento de placenta e inserção baixa da placenta.
- O tabagismo na gestação também é um dos fatores de risco para morte súbita na criança.
- Pode também favorecer alterações funcionais que, no futuro, podem causar alergias e maior chance de a criança desenvolver asma e infecções.

Segurança do bebê:

- O uso de bebê-conforto ou cadeirinha é obrigatório e oferece muito mais segurança em caso de acidente.
- Existem tipos específicos de assento para cada fase do desenvolvimento da criança.

A GESTAÇÃO

- Um dado que chama atenção é a queda no volume de registros de óbitos de crianças em uso de cadeirinha, mesmo após a internação.
- Antes da lei da cadeirinha, em média 37 crianças morriam por ano em decorrência da gravidade dos acidentes de trânsito, apesar dos cuidados recebidos nos hospitais da rede pública. Ao longo da última década, houve uma redução para 25 e, ainda em 2018, o número de óbitos ficou em 18.
- Apesar disso, o acidente de trânsito ainda é a principal causa de morte acidental de crianças e adolescentes com idades de 5 a 14 anos no Brasil.

Vamos à lei:

- *Crianças de até 1 ano:* bebês de até 1 ano de idade, ou 13 kg, dependendo do fabricante, devem ser transportados no bebê-conforto ou poltrona reversível, sempre no banco traseiro e voltado para o vidro de trás do veículo.
- *Crianças de 1 a 4 anos:* devem usar a poltrona reversível no banco de trás, porém voltada para a frente do veículo.
- *Crianças de 4 a 7 anos e 6 meses:* precisam usar um assento de elevação, também chamado de *booster*, no banco traseiro, junto com o cinto de segurança de três pontos.
- *Crianças de 7 anos e 6 meses a 10 anos:* devem estar no banco traseiro com o cinto de segurança de três pontos. Alguns especialistas recomendam, por questões de segurança, que se utilize o assento de elevação até que atinjam 1,45 m de altura.

Vale lembrar que os motoristas que transportarem crianças sem respeitar essas condições estão sujeitos à multa, e ainda ter o veículo apreendido por autoridade do trânsito até que a irregularidade seja corrigida.

Teste do pezinho:

- O teste do pezinho é direito de toda criança nascida. É feito pelo SUS gratuitamente, e inclui as doenças: fibrose cística, fenilcetonúria, hipotireoidismo congênito, doença falciforme e hemoglobinopatias, hiperplasia adrenal congênita e deficiência da biotinidase.
- Existe o exame MAIS, que inclui as doenças citadas acima e ainda: deficiência de G6PD, galactosemia, toxoplasmose congênita e leucinose.
- Acima desse, existe também o SUPER, que é o único a triar 48 doenças e é um dos mais completos testes de triagem neonatal existentes no mundo. Inclui, além das 10 doenças identificadas pelo básico e pelo MAIS, outros 38 diagnósticos, entre os quais aminoacidopatias e distúrbios do ciclo da ureia, além de distúrbios dos ácidos orgânicos e dos ácidos graxos.
- Outro exame que pode ser realizado associado aos citados acima ou a critério médico é o teste do pezinho para SCID e AGAMA, que detecta um grupo de doenças genéticas graves nas quais não há produção de células de defesa T e/ou B, nem de anticorpos protetores. Na ausência dessas células, o bebê

fica desprotegido e completamente vulnerável a vírus, bactérias e fungos. Caso o exame tenha um resultado positivo, outros serão necessários para a confirmação do diagnóstico e início do plano de tratamento precoce para evitar possíveis infecções e restabelecer o sistema imunológico.

- Teste da bochechinha: considerado um complemento ao teste de pezinho, identifica mais de 280 doenças tratáveis, associadas a quadros pulmonares, neoplasias, surdez, quadros renais, hepáticos e gastrointestinais, hematológicos, endócrinas, imunológicos e também associados a erros inatos do metabolismo. A coleta é realizada por meio de um *swab*, uma espécie de cotonete, inserido na boca do bebê, na maternidade ou em casa, seguindo as instruções do fabricante do *kit* quanto à coleta e envio. O resultado fica pronto em aproximadamente 3 semanas, e a análise é feita por laboratórios genéticos especializados.

Rede de apoio:

- Assunto abordado desde a consulta de pré-natal, na qual o pediatra deve procurar saber como estará estruturado o auxílio à mãe após a chegada do recém-nascido.
- A rede de apoio se mostra especialmente importante no período pós-parto, puerpério e retorno da mulher ao trabalho.
- O nascimento de um filho é uma situação em que a mulher tem que se adaptar à nova vida, que inclui, por exemplo, as demandas do bebê, uma interação conjugal que passa a envolver um terceiro membro, e a vida social e profissional com a presença de um ser que depende dela. Enfim, muitas são as mudanças que a mãe e o pai têm que enfrentar com a chegada do bebê.

Por exemplo, uma das principais mudanças nos primeiros meses de vida do bebê refere-se à privação de sono e à adaptação da vida ao ritmo do bebê. Embora a maioria das mulheres sabe que os bebês mamam geralmente a cada 3 horas ou menos, poucas sabem o que significa acordar de madrugada com esta mesma frequência para acompanhar as mamadas e trocas de fraldas do bebê. Além disso, com um bebê, a mãe perde o seu próprio ritmo diário e não consegue mais fazer coisas que eventualmente fazia, como tirar uma soneca, almoçar ou jantar fora, sair com os amigos ou marido. O dia da mãe passa a ser ditado pela demanda do bebê.

Apesar desses sacrifícios, os filhos trazem à tona uma grandeza de amor que surpreende e domina, compensando as frustrações e dificuldades inerentes aos papéis materno e paterno.

O parceiro deve idealmente oferecer segurança para a mãe, tão necessária para a boa formação do vínculo mãe-filho e pai-filho.

O pai deve estar envolvido em todos os cuidados referentes à criança, como dar banho, trocar a fralda, brincar, ajudar a dormir, sendo estas boas formas de estabelecer uma boa relação com o bebê.

Após o nascimento do bebê, é comum uma aproximação maior com os avós, que ajudam não só a cuidar do bebê como com as tarefas diárias; caso não estejam disponíveis ou não seja a opção da família, a mãe necessita de alguma amiga próxima ou uma funcionária que ajude nas tarefas do dia a dia ou nos cuidados com a criança, pois cada vez mais a literatura mostra que a rede de apoio favorece a responsividade materna, principalmente em condições estressantes, trazendo benefícios a curto e longo prazos para a mãe, criança e o próprio casal.

Nem todas as mães conseguem pedir ajuda ou recebê-la, e, ainda, algumas têm dificuldade em dividir os cuidados do bebê. Além disso, o apoio recebido pode não corresponder ao esperado, o que pode tornar difícil a relação entre a mãe e a rede de apoio.

Porém, é preciso ter paciência para aceitar que a mãe se beneficia pedindo ajuda e aceitando que outros cuidem de seu bebê, aliviando sua sobrecarga. Isto também contribuirá para ampliar a rede de relações do próprio bebê, que se beneficiará do contato com pessoas disponíveis para lhe dar carinho e diversas formas diferentes de interação.

Lista de Enxoval

Na consulta pré-natal, o pediatra auxilia os pais nos itens necessários para a chegada do bebê. Segue uma lista de sugestões.

Quarto do Bebê

- Colchonete antirrefluxo.
- Lençóis com elástico para berço (4 unidades) – apenas para colocar acima do colchão.
- Cueiros (4 unidades) – panos usados para fazer o charutinho e acalmar o bebê, ou também para forrar o trocador.
- Naninha (2 unidades).
- Toalha fralda (4 unidades) para enxugar o bebê após o banho.
- *Swaddle* (2 unidades) – charutinho pronto para enrolar o bebê na hora de dormir.
- Capa para trocador (2), de preferência impermeável.
- Babá eletrônica.
- Cabides para o armário do bebê.

Passeio do Bebê

- Os carrinhos estilo guarda-chuva são mais leves e práticos para passeio.
- Mosquiteiro para carrinho.
- Capa de chuva para carrinho.
- Bebê-conforto/cadeirinha – algumas apresentações podem ser utilizadas de RN até 4 anos.

- Tapete para proteger o banco do carro (coloca-se embaixo do bebê-conforto).
- Protetor solar para vidro de carro.
- Bolsa de passeio.

Higiene e Segurança
- Pente, escova de cabelo, cortador de unha, lixa.
- Dedeira para massagear e limpar a gengiva.
- Aspirador nasal.
- Termômetro – os que são colocados abaixo da axila são mais precisos.
- Mordedores.
- Protetores de quina, armários, gavetas, tomadas.

Para Usar na Alimentação
- **Sempre apoiamos o leite materno; porém, caso por algum motivo específico a criança tenha que usar mamadeira:**
  - 6 peças (2 pequenas e 4 grandes), lembrando que os bicos avulsos devem ser trocados a cada 2 meses (6 médios – bicos 1 e 2; 6 rápidos - bicos 3 e 4).
- Escova para lavar mamadeiras (2 unidades).
- *Rack* para secar mamadeiras portátil – usado também para copos de transição.
- Colheres para alimentação.
- Pratos para alimentação (2 unidades).
- Copo para tomar água (2 para 6 meses e 2 para 12+ meses).
- Babadores de tecido para o dia a dia – 10 unidades.
- Babadores de silicone (1 unidade).
- Babadores de bandana (5 unidades).
- Babadores descartáveis são ótimos para viagens.
- Cadeirão para alimentação.

Para o Banho
- Banheira.
- Ofurô (se for opção da família).
- Brinquedos para banheira.
- Porta-brinquedos para banheiro (redes onde os brinquedos são colocados dentro e lá secam facilmente).
- Toalhas com capuz (4 unidades).
- Paninho para limpar a boca (10 unidades).
- Fralda de ombro (6 unidades).

Para a Mamãe
- Pomada para hidratar o seio – melhores são à base de lanolina.
- Bomba para tirar leite.

A GESTAÇÃO

- Saquinhos descartáveis para armazenamento de leite materno.
- Almofada de amamentação.
- Cinta pós-parto – por indicação do obstetra.
- Sutiã para amamentação (4 unidades).
- Camisolas/pijamas/roupas que facilitem a amamentação.

Lista de Roupas para o Enxoval Inicial para o Primeiro Ano de Vida

A) Para bebês que nascem no calor:
  - 6 *body* manga curta (Rn).
  - 6 *body* manga curta (p).
  - 6 *body* manga comprida (RN).
  - 6 *body* manga comprida (p).
  - 6 calças com ou sem pé (RN).
  - 6 calças com ou sem pé (P).
  - 6 macacões manga comprida (RN).
  - 6 macacões manga comprida (P).
  - 4 macacões tipo pijama (RN).
  - 6 macacões tipo pijama (P).
  - 4 macaquinhos curtos para banho de sol (P).
  - 6 pares de meia.
  - 2 casaquinhos de linho.
B) Para usar até 1 ano:
  - 6 *body* manga curta e 6 *body* manga comprida para cada idade (3-6 meses, 6-9 meses, 9-18 meses).
  - 4 pijamas para cada idade (acompanhando as épocas do ano, variando entre algodão, *plush* etc.).
  - 6 pares de meia para cada idade (muitas vezes são divididos para 0 a 6 meses e 6 a 12 meses); para 6 a 12 meses, comprar 4 pares a mais ou meias com antiderrapante, pois a criança irá começar a engatinhar por volta dos 9 meses.
  - 3 calças de sair.
  - 5 calças de ficar em casa estilo moletom.
  - 5 bermudas para verão.
  - Vestidos para meninas, *leggins*, meias-calças.
  - Camisetas de manga comprida (4) são ótimas para a meia-estação — colocar por cima do *body* ou camiseta.
  - Camisetas manga curta (5).
C) Para bebês que nascem no inverno:
  - 6 *body* manga curta (Rn).
  - 6 *body* manga curta (p).
  - 6 *body* manga comprida (RN).

- 6 *body* manga comprida (p).
- 6 calças com ou sem pé (RN).
- 6 calças com ou sem pé (P).
- 6 macacões manga comprida (RN).
- 6 macacões manga comprida (P).
- 4 macacões tipo pijama (RN) – variar entre algodão e *plush* para dias mais frios.
- 6 macacões tipo pijama (P) – variar entre algodão e *plush* para dias mais frios.
- 4 camisetas de manga comprida (P).
- 2 jaquetas com capuz (P) – uma mais pesada e uma pouco mais leve.
- 4 casacos ou moletom grosso, ou ainda blusas de linho – pode variar os tipos, para diversas temperaturas.
- 6 pares de meia para cada idade (muitas vezes são divididos para 0 a 6 meses e 6 a 12 meses); para 6 a 12 meses, comprar 4 pares a mais ou meias com antiderrapante, pois a criança irá começar a engatinhar por volta dos 9 meses.
- 2 toucas que cubram as orelhas.
- 2 pares de luvas.

D) Para usar até 1 ano:
- 6 *body* manga curta e 6 *body* manga comprida para cada idade (3-6 meses, 6-9 meses, 9-18 meses).
- 4 pijamas para cada idade (acompanhando as épocas do ano, variando entre algodão, *plush* etc.).
- 6 pares de meia para cada idade (muitas vezes são divididos para 0 a 6 meses e 6 a 12 meses); para 6 a 12 meses, comprar 4 pares a mais ou meias com antiderrapante, pois a criança irá começar a engatinhar por volta dos 9 meses.
- 3 calças de sair.
- 5 calças de ficar em casa estilo moletom.
- 5 bermudas para verão.
- Vestidos para meninas, *leggins*, meias-calças.
- Camisetas de manga comprida (4 unidades) são ótimas para a meia-estação — colocar por cima do *body* ou camiseta.
- Camisetas manga curta (5 unidades).

BIBLIOGRAFIA

Brasil – Ministério da Saúde. Sistema de informações Hospitalares do SUS (SIH/SUS).

"Grupo de Causas: CID – 10 V30 a V79", site www.sbp.com.br (Sociedade Brasileira de Pediatria), junho/2019.

A GESTAÇÃO

Brasil. Ministério da Saúde. Secretaria de Ciência, Tecnologia e Insumos Estratégicos. Departamento de Gestão e Incorporação de Tecnologias em Saúde. Diretrizes nacionais de assistência ao parto normal: versão resumida [Internet] / Ministério da Saúde, Secretaria de Ciência, Tecnologia e Insumos Estratégicos, Departamento de Gestão e Incorporação de Tecnologias em Saúde. – Brasília: Ministério da Saúde, 2017. 51 p.: il.

Calendário de Vacinação SBIm Gestante Recomendações da Sociedade Brasileira de Imunizações (SBIm) – 2019/2020.

El Beitune P, Jiménez MF, Salcedo MM, Ayub AC, Cavalli RC, Duarte G. Nutrição durante a gravidez. São Paulo: Federação Brasileira das Associações de Ginecologia e Obstetrícia (FEBRASGO); 2018. (Protocolo FEBRASGO - Obstetrícia, n° 14/ Comissão Nacional Especializada em Assistência Pré-Natal).

FEBRASGO - Manual de Orientação Assistência ao Abortamento, Parto e Puerpério (2010).

Fernandes TF, Habilidades básicas do pediatra. In: Tratado de Pediatria SBP. 4. ed. Barueri: Manole; 2017. P 51-5.

Rapoport A, Piccinini CA. Social Suport and the experience of maternity. Rev Bras Crescimento Desenv Hum. 2006 Abr;16(1).

Peixoto S. Manual de assistência pré-natal. 2. ed. São Paulo: Federação Brasileira das Associações de Ginecologia e Obstetrícia (FEBRASGO); 2014.

Zugaib M. Protocolos assistenciais, clínica obstétrica. 5. ed. São Paulo: FMUSP.

Zugaib M. Zugaib Obstetrícia. 3. ed. São Paulo: Editora Atheneu, 2015.

O PARTO

CAPÍTULO 2

Anne Caroline dos Santos Andrade
Danielle Miki Iwao
Eduardo Heidi Fukusato
Paula Cristina Sellan Fukusato

PARTO NORMAL × PARTO CESÁREA

Apesar de amplamente discutido e as evidências científicas mostrarem a superioridade do parto vaginal, o Brasil continua sendo um dos líderes em cesárea no mundo. Em 2018, durante o lançamento das novas diretrizes para se reduzir as intervenções médicas desnecessárias durante o trabalho de parto, a Organização Mundial da Saúde (OMS) divulgou que, com uma taxa de 55%, o Brasil ocupa a segunda posição no *ranking* de países com maior taxa de cesáreas no mundo, atrás apenas da República Dominicana.

Segundo o Conselho Federal de Medicina, no Brasil, o índice de morte materna em casos não complicados é de 1,73 morte para 1.000 nascimentos de parto normal, enquanto este índice sobe para 20,6 a cada 1.000 cesáreas.

A OMS indica uma taxa de referência de apenas 10 a 15% dos nascimentos por parto cesariana. Todavia, considerando as características da população obstétrica no Brasil (onde um grande número de mulheres possui cesarianas prévias), estima-se uma taxa de referência para a população brasileira próxima a 29%.

A seguir discutiremos sobre como acontece o processo fisiológico do parto normal e, posteriormente, as indicações para um parto cesárea.

PARTO NORMAL

Na gestação, o bebê pode estar posicionado de três formas diferentes em relação ao corpo materno (apresentação fetal):

1. Cefálica (quando a cabeça do bebê se encontra "para baixo").
2. Pélvica (quando o bebê está "sentado").
3. Córmica (quando o bebê está posicionado transversalmente).

CAPÍTULO 2

Essas posições afetam diretamente a assistência médica a ser fornecida à gestante. No caso da apresentação córmica, por exemplo, o parto normal não é possível.

Dividimos o parto normal em quatro períodos. O primeiro período pode ser dividido em fase latente e fase ativa de trabalho de parto. A fase latente de trabalho de parto se caracteriza pelo aumento gradual das contrações uterinas, com ritmo irregulares e que muitas vezes são dolorosas. Estas contrações podem levar a uma dilatação do colo uterino de até 4 cm. Nesta fase também ocorre um aumento das secreções vaginais, como a perda do tampão mucoso, que por diversas vezes é acompanhado por sangue. O médico orientará a gestante sobre a diferença de líquido amniótico para o tampão mucoso, além de explicar os sinais e sintomas de alerta (sangramento vaginal similar à menstruação e diminuição da movimentação fetal) e de trabalho de parto ativo (como perda de líquido e contrações regulares a cada 5 minutos). O período latente é variável e não possui um tempo de duração preciso. Varia, em média, entre 8 horas em nulíparas (mulheres em sua primeira gestação) e 5 horas em multíparas. A duração é considerada anormal se for maior que 20 horas em nulíparas e maior que 12 horas em multíparas. A mulher será orientada a praticar condutas ativas como deambular (andar), banhos para relaxamento, manter-se em posição verticalizada e se hidratar com maior frequência.

A fase ativa de trabalho de parto é o momento a partir do qual as contrações se tornam regulares até quando a "apresentação fetal" se situe na pelve materna, (popularmente "quando o bebê encaixa"). A fase ativa dura em média 5 a 7 horas em nulíparas e 2 a 4 horas em multíparas. Espera-se que o colo uterino dilate 1,2 cm/h em nulíparas e 1,5 cm/h em multíparas. Porém dados recentes sugerem que a progressão mais lenta da dilatação cervical de 4 a 6 centímetros pode ser normal. O exame de toque vaginal é realizado a cada 2 ou 3 horas a fim de avaliar a evolução do trabalho de parto. As contrações nessa fase são, em geral, dolorosas e estendem-se por todo o útero e, idealmente, a fim de se evitar intervenções desnecessárias, apenas na fase ativa deve-se internar uma paciente.

Enquanto ocorre a dilatação cervical, o bebê também começa a atravessar o canal do parto e dividimos esta travessia em quatro tempos.

O primeiro tempo, nomeado também como "insinuação", consiste no momento em que ocorre a passagem do polo cefálico (cabeça do bebê) pelo estreito superior da bacia materna. Na "apresentação pélvica", a insinuação ocorre por meio da acomodação dos membros inferiores sobre o tórax ou pelo desdobramento dos mesmos para baixo ou para cima (Fig. 2-1).

O segundo tempo, ou "descida", consiste na passagem da cabeça do feto entre o estreito superior e inferior da bacia materna até o nascimento. O terceiro tempo acontece de forma simultânea ao segundo e consiste no movimento de rotação interna do bebê, quando ele roda sob seu próprio eixo e

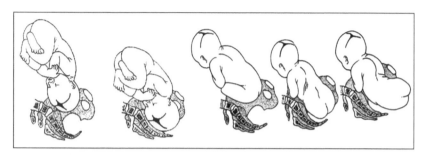

Fig. 2-1. Insinuação fetal na apresentação cefálica e pélvica. (Fonte: SOGIMIG, 2017.)

o ponto de referência fetal (lambda) está voltado para o sacro (osso final da região do cóccix da mãe). Simultaneamente com a rotação interna da cabeça e sua progressão no canal vaginal, ocorre a penetração das espáduas (ombros do bebê) através do estreito superior. Quando da apresentação pélvica, a rotação interna também acontece; entretanto, as espáduas irão se insinuar no estreito inferior antes da cabeça (Fig. 2-2).

O quarto tempo, ou "desprendimento", ocorre ao final da rotação interna onde (quando da apresentação cefálica) a cabeça desprende-se do estreito inferior graças à retropulsão do cóccix (movimento feito pelo cóccix que aumenta o diâmetro do estreito inferior). No início de cada contração, ocorre um movimento de avanço e recuo do bebê que, eventualmente, vence o atrito provocado pelo períneo e permite que a cabeça do bebê saia. Já na apresentação pélvica, as nádegas são as primeiras a aparecer na vulva.

No momento em que ocorre o final da rotação interna e pouco antes do início do desprendimento da cabeça ou dos ombros (no caso da apresentação pélvica), inicia-se o segundo período do trabalho de parto, conhecido como período expulsivo. Este período vai da dilatação total do colo até o

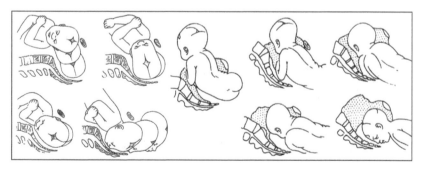

Fig. 2-2. Descida e rotação interna do feto na apresentação cefálica e pélvica. (Fonte: SOGIMIG, 2017.)

desprendimento do feto. Pode durar até 2 horas em nulíparas (normalmente dura 50 minutos) e 1 hora em multíparas (em média dura 20 minutos). Esse processo pode durar 1 hora ou mais se for conduzido com o uso de analgesia (epidural) ou sedação intensa com opioide. Para o parto espontâneo, a mulher deve suplementar as contrações uterinas por meio da força de expulsão (força aplicada ativamente na região do períneo). No segundo período, as mulheres devem ser avaliadas frequentemente e os batimentos cardíacos fetais devem ser checados de modo contínuo ou, idealmente, a cada 5 minutos. Nesta fase, os batimentos do bebê podem cair um pouco além do habitual e as contrações uterinas devem ser monitoradas pela palpação ou eletronicamente.

Começa então o quinto tempo ou "rotação externa", no qual a cabeça completa o giro de 360 graus, quando, finalmente, chegamos ao sexto e último tempo, que nada mais é que o desprendimento dos ombros e posteriormente do tronco (Fig. 2-3).

Uma das formas de avaliar se o trabalho de parto está evoluindo de forma satisfatória é o partograma, que nada mais é que um gráfico que representa ao mesmo tempo a dilatação cervical e a descida do feto. Seu emprego melhora a qualidade da assistência ao parto, permitindo corrigir precocemente os partos disfuncionais, ou seja, aqueles que não estão evoluindo da forma esperada, diminuir a incidência de cesáreas e identificar os casos em que a estimulação por ocitócicos realmente se faz necessária.

O partograma preconizado pela OMS contém uma linha de alerta, alcançada quando a velocidade de dilatação é inferior a 1 cm por hora, e uma linha de ação, traçada 4 horas após a linha de alerta. Desde 1994, a OMS tornou obrigatório o uso do partograma nas maternidades (Fig. 2-4).

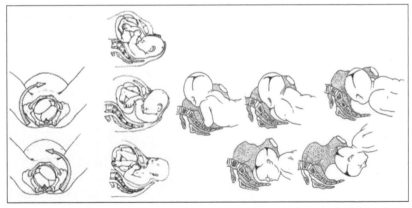

Fig. 2-3. Desprendimento do feto na apresentação cefálica e pélvica. (Fonte: SOGIMIG, 2017.)

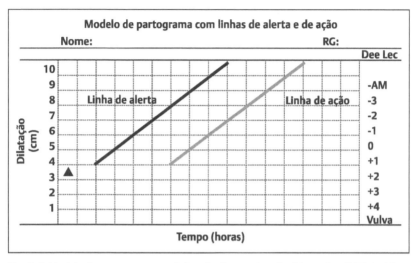

Fig. 2-4. Modelo de partograma com linhas de alerta e de ação. (Fonte: Brasil. Ministério da Saúde. Secretaria de Políticas da Saúde. Parto, aborto e puerpério: assistência humanizada à mulher. Brasília; 2001.)

Durante o período expulsivo, no mundo ocidental a maioria das mulheres dá à luz deitada, semideitada ou em posição ginecológica, pois essas posições facilitam a avaliação do profissional de saúde e a prática de possíveis intervenções necessárias. Entretanto, as posições verticalizadas possuem diversas vantagens que favorecem o parto vaginal, como menor compressão da aorta e da veia cava da mãe, fazendo com que a parturiente sinta menos desconforto respiratório, mais efeito da gravidade, melhor alinhamento do feto com a pelve, entre outras.

Uma vez evidenciado que o trabalho de parto não está evoluindo de forma adequada, faz-se necessário realizar procedimentos que revertam a situação. Por exemplo:

- A amniotomia, que nada mais é que romper a bolsa d'água, que pode ocasionar redução do tempo do trabalho de parto entre 60 a 120 minutos e a não necessidade do uso de ocitocina.
- A episiotomia, que é a incisão no períneo no momento do parto vaginal e só deve ser realizada quando realmente nota-se possibilidade de laceração vaginal extensa ou quando o desprendimento do polo cefálico não ocorre no tempo esperado e o bebê possa entrar em sofrimento.
- Manobra de Kristeller, que é a compressão do fundo uterino durante as contrações utilizando as mãos para empurrar o feto em direção ao canal do parto durante o período expulsivo. Sua realização está proscrita pelo risco

de lesões perineais graves, ruptura uterina, tocotraumatismo e maior risco de hemorragia materno-fetal.

Muitas vezes o período expulsivo pode se prolongar e é necessário abreviar o parto, seja por condições maternas ou fetais. Nesse caso se faz necessário o uso do fórcipe ou do vácuo extrator.

O terceiro período se inicia após o nascimento do bebê e termina com a retirada da placenta. Neste período deve-se esperar o momento oportuno para se clampear o cordão (idealmente somente após ele parar de pulsar). A dequitação (saída) placentária geralmente ocorre de forma espontânea em até 1 hora após o nascimento. Neste período deve-se realizar o uso de uterotônicos para se prevenir a hemorragia pós-parto e avaliar se a placenta saiu por inteira para se evitar infecções.

O período de Greenberg, ou quarto período, corresponde à primeira hora após a saída da placenta. Neste momento se avalia os controles vitais da parturiente e o sangramento vaginal. É neste período que também se realiza a chamada *Golden Hour*, quando o contato mãe-bebê deve ser estimulado.

Com o advento do conceito da "Medicina Baseada em Evidências" para a definição dos protocolos de assistência, muitas antigas "verdades" e práticas obstétricas têm caído em descrédito. Procedimentos como tricotomia, enteróclise e vários outros procedimentos já se encontram proscritos.

PARTO CESÁREA

A palavra cesárea tem sua raiz etimológica na palavra latina *caedere*, que significa corte, cortar. Representa um recurso de grande valor e em muito contribui para a diminuição da mortalidade materna e perinatal. Entretanto, a cesárea não é inócua e, em relação ao parto vaginal, apresenta maior incidência de hemorragia, infecção e mortalidade materna.

Como qualquer procedimento cirúrgico, deve ser feito sob anestesia, preferencialmente raquianestesia ou peridural, porém em alguns casos se faz necessário o uso da anestesia geral. Realiza-se a sondagem vesical (da bexiga) e logo após segue-se para assepsia e antissepsia a fim de diminuir o risco de infecção. Inicia-se a cirurgia com uma incisão na parede abdominal, geralmente transversa suprapúbica (Pfannenstiel) ou mediana infraumbilical. E segue-se abrindo as famosas sete camadas do abdome: pele, tecido subcutâneo, aponeurose, tecido muscular, peritônio parietal e visceral, e finalmente o útero. Deve-se retirar a maior quantidade de líquido amniótico possível e em seguida deve-se retirar o concepto (bebê).

As indicações para um parto cesárea podem ser de causa materna ou fetal. E elas podem ser absolutas ou relativas, variando de acordo com a habilidade do profissional que está assistindo esta gestante.

As cesarianas podem ser indicadas quando:

O PARTO

1. *Apresentação pélvica:* presente em cerca de 4% das gestações únicas, deve ser realizada na gestação termo (de 37 a 41 semanas), preferencialmente com 39 semanas e idealmente deve-se aguardar a paciente entrar em trabalho de parto. Uma alternativa para as pacientes que desejam fazer o parto normal é tentar a realização da versão cefálica externa (quando ocorre a tentativa de alterar a posição do bebê por meio de manobra manual externa) até a trigésima sexta semana.
2. *Gestação múltipla:* ocorre em aproximadamente 15 a cada 1.000 gestações, sendo que este número vem aumentado nas últimas décadas devido às gestações oriundas de reprodução assistida. O momento do parto vai depender de diversos fatores relacionados à gestação, tais como: o tipo de corionicidade da gestação, o crescimento adequado em ambos os fetos, ausência de complicações maternas e apresentação do primeiro feto (aquele que se encontra mais próximo ao colo do útero). Na gestação múltipla não complicada cujo primeiro feto tenha apresentação cefálica, pode se tentar o parto normal.
3. *Placenta prévia:* recomendada em todos os casos em que a placenta recobre o orifício interno do colo total ou parcialmente. Estas gestantes possuem um risco aumentado de perda sanguínea quando comparado com cesariana por outras indicações.
4. *Acretismo placentário:* ocorre quando a placenta "invade" a camada muscular do útero. Em alguns casos pode chegar até a bexiga e o intestino. Recomenda-se parto cesárea entre 34 a 37 semanas com equipe experiente.
5. *Vasa prévia:* condição rara em que os vasos sanguíneos fetais estão desprotegidos próximo ao colo do útero. Recomenda-se parto cesárea entre 34 e 35 semanas em decorrência do risco de ruptura do vaso.
6. *Desproporção cefalopélvica:* representa desconformidade entre o tamanho do feto e a bacia materna, diagnosticado somente durante o trabalho de parto.
7. *HIV:* gestante com carga viral desconhecida ou maior que 1.000 cópias/mL (realizada nas últimas 6 semanas) deve ser indicada para parto cesárea com 38 semanas para diminuir a chance de transmissão vertical. Mulheres que chegam em trabalho de parto inicial, com bolsa integra e com menos de 3 cm de dilatação, devem realizar profilaxia endovenosa com antirretroviral 3 horas antes da cesárea.
8. *Cesárea prévia:* deve-se orientar a paciente que já possui uma cesárea anterior que há um risco aumentado de ruptura uterina (0,2 a 0,9%). Durante o pré-natal, deve-se considerar os prós e contras das duas vias de parto. E o desejo reprodutivo desta mulher também deve ser levado em conta. Pacientes que tiveram duas cesáreas prévias têm este risco de ruptura uterina aumentado (0,9 a 1,8%). Como o risco é pequeno, pode-se tentar uma prova de trabalho de parto, caso a gestante deseje um parto vaginal.

Novamente deve-se orientar a paciente sobre os prós e contras, inclusive sobre a possibilidade de uma nova cesárea.

9. *Descolamento prematuro de placenta:* quando a placenta se descola parcial ou totalmente da parede do útero. Na maioria dos casos, é recomendado parto cesárea por ser a via de resolução mais rápida.

10. *Macrossomia fetal:* fetos acima da curva de crescimento esperado para sua idade gestacional. Recomenda-se parto cesárea em fetos com peso estimado maior que 5 quilos em pacientes sem diabetes ou peso fetal estimado maior que 4.500 g em mulheres com diabetes a fim de se evitar distocia de ombro e lesão do plexo braquial

11. *Distensão uterina/ruptura uterina:* a distensão segmentar é o sinal que antecede a ruptura uterina (rompimento do útero) e o parto cesárea é indicado por causa do risco de morte fetal e materna.

12. *Herpes simples:* doença causada pelo vírus *herpes simplex.* A cesariana só é recomendada caso a paciente apresente lesões ativas ou primoinfecção ocorrida no último trimestre de gestação em razão do risco aumentado de infecção no bebê.

13. *Prolapso de cordão:* quando o cordão umbilical sai pelo colo uterino antes do feto. É considerado uma emergência obstétrica por poder causar diminuição da oxigenação fetal. Deve ocorrer pela via mais rápida e segura, sendo na grande maioria parto cesárea indicado.

14. *Posição fetal anômala:* além dos fetos pélvicos, outras apresentações podem ser indicativas de parto cesárea, como fetos cefálicos que se encontram em posição transversa ou defletidos, levando a um aumento do diâmetro cefálico e impossibilitando o parto vaginal. Outra indicação de parto cesárea é quando o feto se encontra em posição córmica.

15. *Cesariana a pedido:* é aquela realizada sem indicação médica e a pedido da paciente. Diversos podem ser os motivos que levam a gestante a desejar um parto cesárea, como a comodidade para programar seu parto, receio de não "aguentar" um parto vaginal, receio porque já ouviu histórias de parto normais com desfecho negativo, falta de conhecimento dos métodos de alivio da dor durante o trabalho de parto, entre outros. Deve-se sempre orientar os possíveis riscos do procedimento, tais como: maior risco de infecção, sangramento, maior risco de desconforto respiratório do bebê ao nascer, e chances aumentadas de um acretismo placentário. Caso a paciente permaneça com desejo pelo parto cesárea, deve-se escrever em prontuário o motivo do desejo materno e agendar parto cesárea a partir de 39 semanas.

Em agosto de 2019, foi sancionada no Estado de São Paulo a Lei nº 17.137/2019 que garante a gestantes atendidas pelo Sistema Único de Saúde a possibilidade de optar pelo parto cesariano a partir da 39ª semana de gestação, bem como a analgesia, quando escolhido o parto normal.

ANESTESIA NO PARTO

A anestesia para gestante sofreu inúmeras mudanças nos últimos 50 anos no que diz respeito à modernidade dos medicamentos e às técnicas anestésicas adotadas.

Para a realização da anestesia, analgesia, sedação ou qualquer procedimento cirúrgico em gestantes, é imprescindível o conhecimento das mudanças fisiológicas na gravidez. Durante a gestação ocorrem alterações anatômicas, metabólicas, hormonais, digestórias, respiratórias, entre outras. Tais mudanças são importantes para o conhecimento da paciente porque ajudam a entender muitos sintomas indesejáveis, como náuseas, vômitos, intestino preso, sonolência entre outros.

Diante destes fatos, a avaliação pré-anestésica durante a gestação é de extrema importância a fim de elucidar dúvidas muito comuns como a técnica anestésica que será adotada, período de duração da anestesia e recomendações pré-operatórias para a cirurgia.

Outros questionamentos importantes como tempo de jejum para a cirurgia e a preocupação com a dor do parto são dúvidas frequentes das futuras mamães. O estresse materno durante o trabalho de parto é principalmente desencadeado pela dor. A intensidade da dor do parto apresenta variações individuais, que vão desde um pequeno desconforto até dor lancinante, e depende de vários fatores: estresse emocional, capacidade de adaptação e preparo materno, fase do trabalho do parto, proporção do tamanho do feto *versus* canal de parto, entre outras. Porém, como a dor é de difícil mensuração em virtude do fato que pode sofrer as variações citadas acima, o médico deve estar em plena sintonia com a paciente para que se possa indicar o momento exato da anestesia e, consequentemente, um bom andamento no trabalho de parto.

As técnicas anestésicas utilizadas na gestante podem variar de acordo com o tipo de parto e fase do trabalho de parto. No trabalho de parto normal, o bloqueio local do nervo pudendo é uma opção. Nele se introduz uma anestesia local no canal do parto e, consequentemente, se minimiza a dor da saída do feto.

A anestesia regional nas costas consiste na introdução de uma agulha no dorso da paciente no qual é injetado anestésicos que acarretarão dormência temporária do abdome para baixo. A anestesia regional pode ser classificada em raquianestesia, peridural simples e duplo bloqueio (raquianestesia associada à peridural). A raquianestesia pode ser utilizada tanto para parto normal quanto para cesariana. A peridural simples é uma técnica menos utilizada, visto que atualmente a raquianestesia se tornou a mais utilizada isoladamente. Já a técnica combinada consiste na execução da raquianestesia associada à peridural contínua pela qual se introduzem anestésicos contínuos no cateter. Atualmente é a mais utilizada no trabalho de parto normal ou no caso de haver conversão para parto cesariana.

Já a anestesia geral consiste na introdução de anestésicos via intravenosa, impossibilitando a participação materna no parto. Este fator associado ao risco inerente de broncoaspiração e possível dificuldade de intubação faz com que seja uma técnica pouco utilizada na obstetrícia.

Todas as técnicas anestésicas mensuradas vão depender de fatores intrínsecos e extrínsecos da gestante. Motivos relacionados às condições clínicas da paciente (hipertensão arterial severa, nível de consciência, cardiopatia, hemorragias, uso de medicamentos, febre com sinais de sepse e outros) são fatores determinantes na escolha da técnica anestésica. Outro motivo importante é a escolha da paciente pelo tipo de parto que será feito.

Diante de todos estes fatores descritos, o bem-estar da gestante e o nascimento saudável do recém-nascido são os focos principais dos profissionais envolvidos. Portanto, o conhecimento prévio da gestante filiado ao controle emocional minimiza em grande parte o estresse e a ansiedade pelo procedimento anestésico no momento do parto.

PEDIATRA NA SALA DE PARTO

O pediatra deve inicialmente, em sala de parto, fazer uma entrevista com a mãe (checar carteira de pré-natal, medicações em uso, se teve pressão alta, diabetes, hipotireoidismo, hipertireoidismo ou qualquer outra intercorrência), olhar todos os exames do pré-natal (laboratoriais, ultrassons de toda a gestação, inclusive os morfológicos, ecodopplercardiograma fetal), e preparar o material para uso imediato em sala de parto.

Sabemos que um a cada 10 bebês necessita de ajuda para respirar ao nascer, e essa ajuda deve ser rápida e realizada no primeiro minuto de vida do recém-nascido — o chamado *Golden Minute*. Quando o bebê necessita de ajuda para que seus pulmões encham de ar, o coração bater e a circulação sanguínea se estabelecer, é necessário que tudo isso seja feito dentro do primeiro minuto de vida do bebê a fim de evitar pequenas deficiências no aprendizado escolar, sequelas neurológicas ou até mesmo a morte.

Quando o bebê nasce com boa vitalidade (choro forte, bom tônus muscular, respiração regular), é indicado o clampeamento tardio do cordão umbilical. O bebê deve ser posicionado no abdome ou tórax da mãe enquanto o cordão umbilical estiver pulsando; isso deve durar de 1 a 3 minutos. Com isso, reduz-se o índice de anemia no bebê e aumenta-se o vínculo com a mamãe. Mesmo após o clampeamento do cordão, o recém-nascido deve permanecer junto à sua mãe. Nesse período, para manter a temperatura corporal entre 36,5-37,5°C, devemos garantir uma temperatura ambiente em sala de parto entre 23-26°C, secar o corpo do bebê com compressas aquecidas, e deixá-lo em contato pele a pele com a mamãe coberto de outro tecido de algodão aquecido. Devemos avaliar a frequência cardíaca (uso de estetoscópio), tônus muscular e respiração/choro. O contato pele a pele favorece o aleitamento materno na primeira hora de vida. O bebê recebe o colostro que é rico em fatores protetores e evita a hipoglicemia neonatal.

Todos os procedimentos devem ser realizados em um berço aquecido.

É feito também o APGAR, que analisa cinco itens relacionados à saúde da criança, como frequência cardíaca, respiração, tônus muscular, coloração da pele, e se o bebê está ativo e reativo à manipulação; no primeiro e quinto minuto de vida, cada item tem nota máxima 2, podendo totalizar 10 na avaliação.

Pingamos um colírio no olho do bebê que previne a conjuntivite neonatal, e ainda na maternidade a criança recebe duas vacinas: BCG e hepatite B.

A *Golden Hour* é o nome dado à primeira hora de vida do bebê, conhecida como hora dourada, e consiste no contato entre mãe e bebê nessa primeira hora, o que engloba o bebê ser acolhido no colo da mãe, amamentado e ter contato pele a pele imediato. Neste momento, sairá apenas o colostro, que já é rico em anticorpos, e ainda mais importante é o *imprinting*, que é a lembrança que a criança irá guardar deste momento.

Para isso é necessário que a equipe médica saiba do desejo da mãe em realizar a *Golden Hour* e ao mesmo tempo a criança e a mãe tenham condições de fazê-lo, sendo, portanto, uma decisão conjunta da equipe médica (obstetra e pediatra) e da mãe.

Assim, é de extrema importância a presença de um pediatra/neonatologista na sala de parto para a melhor assistência, melhorando a qualidade do atendimento e trazendo mais qualidade da infância até a vida adulta.

TESTE DO OLHINHO

Ainda na maternidade, é realizado nos primeiros dias de vida a fim de detectar doenças, como catarata congênita, glaucoma, retinoblastoma, cegueira, retinopatia da prematuridade, infecções e traumas de parto. É fácil, não dói e usa um aparelho (oftalmoscópio), onde a retina é atingida por uma fonte de luz, sendo observado um reflexo de tons vermelho, laranja ou amarelo, todos saudáveis. Quando há alguma alteração, pode vir esbranquiçada.

TESTE DA LINGUINHA

Também realizado na maternidade entre 24 e 48 horas de vida, visa diagnosticar a anquiloglossia, que se caracteriza por um frênulo lingual anormalmente curto, espesso e delgado que pode restringir em diferentes graus os movimentos da língua. Ela pode ser classificada em leve ou parcial (mais comuns) e grave ou completa, uma condição rara em que a língua está difundida com o assoalho da boca.

Pode interferir negativamente na amamentação, diminuindo a habilidade do recém-nascido para pega e sucção adequadas.

Sua avaliação é feita por um profissional capacitado, que utiliza um protocolo chamado Bristol (*Bristol Tongue Assessment Tool)*, no qual os elementos avaliados são aparência da ponta da língua, fixação do frênulo na margem gengival inferior, elevação e projeção da língua. As pontuações podem variar de 0 a 8, sendo que de 0 a 3 indicam redução mais grave do potencial da língua. Tendo qualquer alteração, o recém-nascido deve ser encaminhado para avaliação de equipe especializada.

TESTE DO PEZINHO
Coletado nas primeiras 48 horas do nascimento e até o quinto dia de vida, ainda na maternidade, é um direito de toda a criança recém-nascida. Coleta-se amostra de sangue a partir do calcanhar do bebê, com a retirada de algumas gotinhas de sangue para análise.

As doenças incluídas e os tipos já foram discutidos no Capítulo 1.

BIBLIOGRAFIA
Almeida MFB, et al. Reanimação do recém-nascido maior 34 semanas em sala de parto: Diretrizes 2016 da Sociedade Brasileira de Pediatria. [Acesso em 20 de set 2010]. Disponível em: https://www.sbp.com.br/fileadmin/user_upload/DiretrizesSBPReanimacaoRNMaior34semanas26jan2016.pdf.

Ministério da Saúde. Diretrizes de Atenção à saúde ocular na infância: detecção e intervenção precoce para a prevenção de deficiências visuais. Brasília – DF; 2013.

Ministério da Saúde. Secretaria de atenção à saúde, Departamento de ações programáticas estratégicas. Coordenação geral de saúde da criança e aleitamento materno. Nota técnica 35/2018.

Knox I. Tongue Tie and a Frenotomy in the Breast Feeding Newborn. Neo Rev. 2010;11(9):513.

Saesp. Atualização em Anestesiologia vol XII. Anestesia em obstetrícia. Editora Yendis: 2007. Cap 8 e 10.

Tosi L. A mulher e a ciência. Ciclo de conferências proferidas na Faculdade de Medicina. UFMG, junho 1988.

Brenes AC. História da parturição no Brasil, século XIX. Cad Saúde Pública 1991 abr/jun;7(2).

Barbosa GP et al. Parto cesáreo: quem o deseja? Em quais circunstâncias? Cad Saúde Pública 2003 nov/dez;19(6):1611-1620.

Diretrizes de Atenção à Gestante: a operação cesariana. Ministério da Saúde; 2015.

Camera R et al. Cesariana a pedido materno. Rev Col Bras Cir. 2016;43(4):301-310.

Zugaib M et al. Zugaib obstetrícia. 3. ed. Barueri: Manole; 2016.

Diretrizes Nacionais de Assistência ao Parto Normal. Ministério da Saúde; 2017.

SOGIMIG. Livro - Manual de Ginecologia e Obstetrícia – SOGIMIG. Belo Horizonte: Editora Medbook; 2017.

WHO. Recommendations: intrapartumcare for a positive child birth experience. WHO, February; 2018.

Souza LV. Fontes para a história da ginecologia e obstetrícia no Brasil. Hist Ciências Saúde – Manguinhos (Rio de Janeiro) 2018 out;25(4):1129-1146.

Lopes JMA et al. Nascimento seguro. [Acesso em 29 set 2019]. Disponível em: https://www.sbp.com.br/fileadmin/user_upload/Neonatologia_-_20880b-DC_-_Nascimento_seguro__003_.pdf.

Brasil. Lei n° 17.137, de 23 de agosto de 2019. Garante à parturiente a possibilidade de optar pela cezariana, a partir de 39 (trinta e nove) semanas de gestação, bem como analgesia, mesmo gerando escolhido o parto normal. Diário Oficial da União 24 ago 2019.

PREMATURIDADE

CAPÍTULO 3

Cristiane Okazaki
Danielle Miki Iwao
Paula Cristina Sellan Fukusato

De acordo com a Organização Mundial da Saúde (OMS), prematuros são os bebês que nascem entre 20 e 37 semanas de idade gestacional.

Todo prematuro tem duas idades. A idade oficial de nascimento, o que chamamos de idade cronológica, e a idade que o bebê deveria ter se tivesse nascido no tempo certo, o que chamamos de idade corrigida. Isso é muito importante, pois o desenvolvimento neuropsicomotor vai de acordo com a idade corrigida. Então, pais de bebês prematuros não devem comparar o desenvolvimento de seu filho (sustentar o pescoço, sentar, engatinhar, andar, falar etc.) com outro bebê nascido com mais de 37 semanas. Devem sempre lembrar que seus filhos prematuros vão se desenvolver, mas no tempo deles. Nós corrigimos a idade dos bebês prematuros até eles atingirem pelo menos 2 anos de vida.

Vamos falar um pouco sobre o acompanhamento ambulatorial do prematuro.

Esquema de consultas recomendada pela SBP:

- *Primeira consulta:* 7 a 10 dias após a alta médica.
- *Consultas mensais:* até 6 meses de Idade Corrigida.
- *Consultas bimestrais ou trimestrais:* de 6 meses aos 12 meses de Idade Corrigida.
- *Consultas trimestrais:* 13 a 24 meses.
- *Consultas semestrais:* 2 a 4 anos de Idade Cronológica.
- *Consultas anuais:* 4 anos até a puberdade.

Todos os bebês são acompanhados em seu crescimento dentro de curvas da OMS. O prematuro também tem sua curva de crescimento, chamada de *intergrowth*, que podemos seguir de 27 até 64 semanas pós-conceptuais e depois disso acompanhamos pela curva de crescimento de bebês nascidos a termo da OMS, porém sempre corrigindo a idade até os 2 anos de vida. Essas curvas de prematuro também levam em consideração o peso, comprimento e perímetro cefálico (medida da cabeça).

Pais de bebês prematuros devem ficar familiarizados com alguns termos que vamos sempre falar nas consultas de puericultura com o pediatra. Já foi falado sobre Idade Cronológica e Idade Corrigida. Agora vamos falar sobre o termo *catch-up*.

Catch-up significa crescimento acelerado ou recuperação de crescimento. É uma velocidade de crescimento mais rápido depois de um período de crescimento lento ou até mesmo sem crescimento. Assim, os bebês prematuros que sempre ficam abaixo da curva em peso, comprimento e perímetro cefálico comparados com bebês nascidos a termo, após o *catch-up* conseguem se equiparar nas curvas, recuperando o seu potencial de crescimento. Na maioria das vezes, o *catch-up* ocorre primeiro no perímetro cefálico, depois no comprimento e por último no peso.

As Figuras 3-1 e 3-2 apresentam as curvas de crescimento do prematuro, onde acompanhamos o peso × semanas de vida, estatura × semanas de vida, perímetro cefálico × semanas de vida até 64 semanas de vida.

Não podemos nos esquecer da suplementação de vitaminas nos prematuros, que é um pouco diferente daquela dos bebês nascidos a termo.

- *Vitamina A e D:* inicia com 10 dias de vida. Na maioria das vezes ainda dentro da UTI neonatal quando os bebês completam 10 dias de vida e têm condições clínicas de receber medicamentos enterais (pelo estômago). A dose é de 400 UI/dia.
- *Ferro:* varia de acordo com o peso de nascimento. Prematuros acima de 1.500 g iniciam ferro a partir de 30 dias de vida na dose de 2 mg/kg/dia até 1 ano de idade e 1 mg/kg/dia de 1 ano até 2 anos de idade. Prematuros nascidos entre 1.000 e 1.500 g iniciam ferro com 30 dias de vida na dose de 3 mg/kg/dia até 1 ano de idade e 1 mg/kg/dia de 1 ano até 2 anos de idade. Prematuros nascidos com menos de 1.000 g iniciam ferro a partir de 30 dias de vida na dose de 4 mg/kg/dia até 1 ano de idade e 1 mg/kg/dia de 1 ano até 2 anos de idade.
- *Zinco:* também um suplemento ofertado aos prematuros, principalmente para aumento de imunidade e desenvolvimento (cognitivo e motor) e crescimento. A sua deficiência pode causar déficit no crescimento pondero-estatural. A suplementação deve ser diária a partir de 36 semanas de idade corrigida até atingir o sexto mês de idade corrigida na dose de 5 mg/dia.

Além disso, os bebês prematuros devem ter um acompanhamento diferenciado multidisciplinar de acordo com suas necessidades (recomendações específicas para cada bebê), uma vez que alguns podem evoluir com parali-

PREMATURIDADE

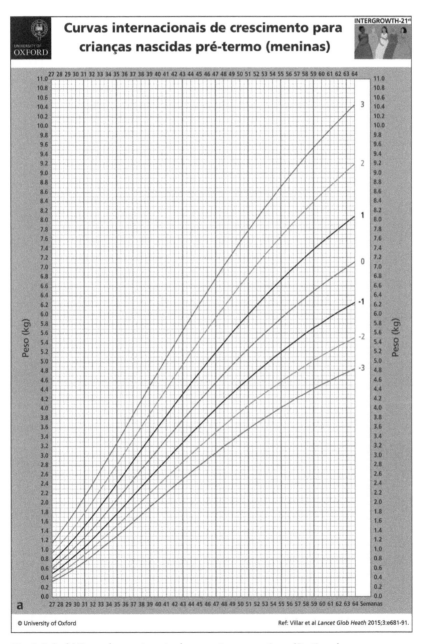

Fig. 3-1. (**a**, **b**) Curva de crescimento do prematuro – meninas. *(Continua.)*

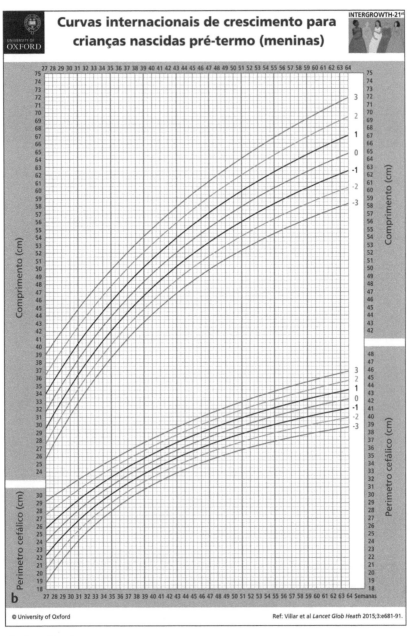

Fig. 3-1. *(Cont.)*

PREMATURIDADE

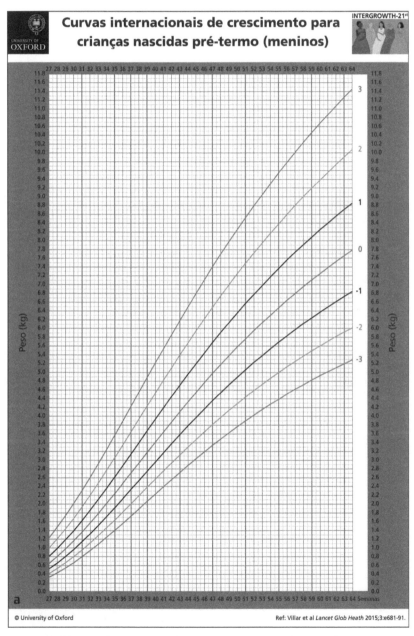

Fig. 3-2. (**a**, **b**) Curva de crescimento do prematuro – meninos. *(Continua.)*

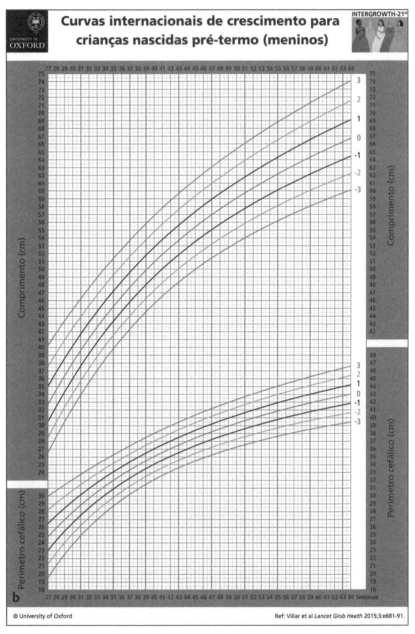

Fig. 3-2. *(Cont.)*

PREMATURIDADE   41

sia cerebral, perda visual, perda auditiva, dificuldade nos desenvolvimentos neuropsicomotor e social.

- *Pediatra/neonatologista:* que faz o acompanhamento clínico geral.
- *Psicólogo infantil:* avaliação do neurodesenvolvimento, avaliação dos problemas comportamentais.
- *Neurologista pediátrico:* manejo das neuropatologias (convulsões, paralisias cerebrais, dificuldades na deglutição).
- *Otorrinolaringologista:* triagem para perda auditiva.
- *Oftalmologista:* acompanhamento da retinopatia da prematuridade e acuidade visual.
- *Nutricionista:* do aleitamento materno à complementação alimentar, falha de crescimento.
- *Fonoaudiólogo:* avaliação auditiva, deglutição, fonação.
- *Enfermeiro:* controle de medicamentos, manejo de oxigênio, sondas entéricas (caso necessário).
- *Assistente social:* ajudar com problemas sociais.
- *Fisioterapeuta:* desenvolvimento motor, tônus, forca muscular, exercícios respiratórios.
- *Terapeuta ocupacional:* reabilitações das dificuldades do dia a dia.

RETINOPATIA DA PREMATURIDADE

Partos prematuros, em especial aqueles que acontecem antes das 30 semanas de gestação, podem estar associados à retinopatia da prematuridade. Isso ocorre devido ao desenvolvimento incompleto da retina interrompendo o crescimento dos vasos que irrigam a retina, e, quando esse crescimento recomeça, ele pode acontecer de forma anômala, podendo, em casos mais graves, causar descolamento de retina e perda da visão.

Por isso é muito importante a avaliação e o exame cuidadoso de um oftalmologista e, caso seja necessário, realizar tratamento precoce com *laser*, injeção intravítrea ou cirurgia para reduzir a proliferação anormal de vasos e prevenir a perda de visão. Mas, na maioria das vezes, a retinopatia da prematuridade resolve-se sem tratamento apenas com monitoramento frequente com médico oftalmologista.

Um exame com oftalmologista deve ser realizado em todos os recém--nascidos com menos de 1.500 g ou que permaneceram no útero por menos de 30 semanas, e deve ser repetido de 1 a 3 semanas.

Além da prematuridade extrema e baixo peso de nascimento, doenças sérias como infecções, sangramento cerebral e distúrbios pulmonares, bem como aqueles bebês que recebem oxigênio por muito tempo por não terem seus pulmões amadurecidos, ainda são fatores de risco de desenvolvimento de retinopatia.

Mesmo após tratamento, uma criança que teve retinopatia da prematuridade tem maior risco de miopia, estrabismo e ambliopia e, dependendo do caso, pode ter risco aumentado de descolamento de retina, glaucoma e catarata também. Por isso, um seguimento anual deve ser realizado por toda a vida nessas crianças.

INFECÇÕES E VACINAS

Bebês prematuros são imunodeprimidos, ou seja, são mais susceptíveis a infecções; portanto, além de termos cuidados como evitar lugares aglomerados, evitar contato com pessoas doentes, lavar as mãos antes de tocar o bebê, manter a casa arejada, precisamos manter a vacinação em dia.

Vamos falar então um pouco do calendário vacinal do prematuro no seu primeiro ano de vida, que é feito segundo a Idade Cronológica.

- *BCG:* dose única para todos os bebês após atingir 2 kg. Aplicar o mais precocemente, de preferência na maternidade.
- *Hepatite B:* 4 doses (0-2-4-6 meses) em bebês nascidos com peso menor que 2 kg ou idade gestacional menor que 33 semanas, sendo a primeira dose nas primeiras 12 horas.
- *Rotavírus:* monovalente 2 doses, vacinar na Idade Cronológica a partir dos 2 meses (2-4 meses). Pentavalente 3 doses, vacinar na Idade Cronológica a partir dos 2 meses (2-4-6 meses). Para ambas as vacinas, a primeira dose pode ser feita a partir de 6 semanas de vida e no máximo até 3 meses e 15 dias, e a última dose até 7 meses e 29 dias. O intervalo mínimo entre as doses é de 30 dias. Lembrar que, em casos de suspeita de imunodeficiência, a vacina pode ser contraindicada.
- *Tríplice bacteriana (difteria, tétano e coqueluche):* 3 doses, vacinar na Idade Cronológica, iniciando com 2 meses de vida (2-4-6 meses). Para os prematuros, a preferência é pela vacina acelular, pois o risco de reações adversas é menor.
- Haemophilus influenzae *tipo B:* 3 doses, vacinar na Idade Cronológica iniciando com 2 meses de vida (2-4-6 meses). Na rede pública, essa vacina está separada da DTP, por esse motivo nos prematuros extremos deve-se adiar para 15 dias após a administração da DTP.
- *Poliomielite inativada:* 3 doses, vacinar na Idade Cronológica iniciando com 2 meses (2-4-6 meses).
- *Pneumocócica conjugada:* vacinar na Idade Cronológica iniciando com 2 meses. Se for a Pneumocócica 10, são 2 doses (2-4 meses) com reforço com 12 meses; se for a Pneumocócica 13, são 3 doses (2-4-6 meses) com reforço entre 12 e 15 meses.
- *Meningocócica ACWY/C:* 2 doses, vacinar na Idade Cronológica iniciando com 3 meses (3-5 meses). Sempre que possível, preferir a ACWY. Lembrar do reforço com 12 meses.
- *Meningocócica B:* 2 doses, vacinar na Idade Cronológica entre 3 e 12 meses. Os bebês devem receber duas doses com intervalo de 2 meses entre elas, idealmente aos 3 e 5 meses de idade, e uma dose de reforço entre 12 e 15 meses de idade (esquema 2 + 1).

PREMATURIDADE **43**

- *Influenza:* 2 doses, vacinar na Idade Cronológica iniciando com 6 meses, tendo 30 dias de intervalo entre as doses. Dê preferência à apresentação tetravalente, pois confere maior imunidade que a trivalente.
- *Febre amarela:* dose única, vacinar na Idade Cronológica de 9 meses.
- *Hepatite A:* primeira dose com 12 meses.
- *Tríplice viral:* primeira dose com 12 meses.
- *Varicela:* primeira dose com 12 meses.

Sobre a imunização, vamos falar também de palivizumabe. Não é uma vacina propriamente dita, é um anticorpo (imunoglobulina) direcionado para evitar infecções graves pelo vírus sincicial respiratório (VSR). O VSR é o causador da famosa bronquiolite, que atinge crianças de todas as idades; mas, quando infecta um prematuro, a chance de complicações será maior. Há risco aumentado de internação em UTI pediátrica, maior chance de pneumonia e maior mortalidade, pois devemos lembrar que os pulmões de um bebê prematuro são mais sensíveis. Por não ser uma vacina, a imunidade que ela confere dura cerca de 1 mês e por isso devemos repetir as doses por 5 meses seguidos na dose de 15 mg/kg.

As doses são dadas de acordo com a sazonalidade de cada região:

- *Norte:* sazonalidade de fevereiro a junho. Aplicação de janeiro a junho.
- *Nordeste:* sazonalidade de março a julho. Aplicação de fevereiro a julho.
- *Centro-oeste:* sazonalidade de março a julho. Aplicação de fevereiro a julho.
- *Sudeste:* sazonalidade de março a julho. Aplicação de fevereiro a julho.
- *Sul:* sazonalidade de abril a agosto. Aplicação de março a agosto.

Critérios do Ministério da Saúde Para a Liberação da Palivizumabe

- Crianças menores de 1 ano de idade, que nasceram prematuras com idade gestacional menor ou igual a 28 semanas.
- Crianças menores de 1 ano de idade, que nasceram prematuras com idade gestacional entre 29 e 31 semanas e 6 dias, nascidas a partir de janeiro do ano vigente da aplicação do medicamento.
- Crianças menores de 2 anos de idade, com doença pulmonar crônica da prematuridade com necessidade de tratamento nos últimos 6 meses.
- Crianças menores de 2 anos de idade, com doença cardíaca congênita, com repercussão hemodinâmica demonstrada.

Todo papai e mamãe de prematuro tem dúvidas se seu bebê vai se desenvolver no tempo certo, se vai andar no tempo certo, se vai falar no tempo certo. Como vimos, a maioria dos prematuros vai se desenvolver no tempo deles de acordo com a Idade Corrigida. Quanto mais prematuro o bebê, maiores serão as chances de algumas sequelas, dentre elas problemas visuais, problemas auditivos, pulmões mais frágeis, dificuldade de aprendizado na escola, autismo etc. Todo bebê prematuro necessita de cuidados especiais para que possa se desenvolver de forma correta.

Além disso, manter a carteira de vacinação em dia ajuda a deixá-los mais protegidos. Evitar sair em lugares públicos, aglomerados, visitas domiciliares excessivas, além de não frequentar creches e escolinhas nos primeiros anos de vida evitam que seus pequenos guerreiros fiquem doentes.

BIBLIOGRAFIA

American Academy of Pediatrics; American Academy of Ophthalmology; American Association for Pediatric Ophthalmology and Section on Ophthalmology. Ophthalmology. 1991;98:1628-1640.

Carvalho AP de et al. Diretrizes para o manejo da infecção acusada pelo vírus sincicial respiratório (VSR). [Acesso em 29 set 2019.] Disponível em: https://www.sbp.com.br/fileadmin/user_upload/Diretrizes_manejo_infeccao_causada_VSR2017.pdf.

Cryotherapy for Retinopathy of Prematurity Cooperative Group. Multicenter trial of cryotherapy for retinopathy of prematurity: preliminary results. Arch Ophthalmol 1988;106:471-479.

Early Treatment for Retinopathy of Prematurity Cooperative Group. Revised indications for the treatment of retinopathy of prematurity: results of the Early Treatment for Retinopathy of Prematurity Randomized Trial. Arch Ophthamol 2003;121:1684-1694.

Flynn JT, Bancalari E, Bachynski BN et al. Retinopathy of prematurity: diagnosis, severity, and natural history. Ophthalmology 1987;94:620-629.

Lopes JM de A. Monitoramento do crescimento de RN pré-termos. [Acesso em 29 set 2019]. Disponível em: https://www.sbp.com.br/fileadmin/user_upload/2017/03/Neonatologia-Monitoramento-do-cresc-do-RN-pt-270117.pdf.

Palmer EA, Flynn IT, Hardy RJ et al. Incidence and early course of retinopathy of prematurity. The Cryotherapy for Retinopathy of Prematurity Cooperative Group. Ophthalmology 1991;98(11):1628-40.

Reynolds JD, Hardy RJ, Kennedy KA, Spencer R, van Heuven WA, Fielder AR, Lackof. Efficacy of light reduction in preventing retinopathy of prematurity. Light Reduction in Retinopathy of Prematurity (Light-ROP) Cooperative Group. N Engl J Med 1998;338:1572-1576.

Rugolo LMS de S. Crescimento e desenvolvimento a longo prazo do prematuro extremo. J Pediat 2005;81(1):S101-S110.

Silveira RC et al. Seguimento ambulatorial do prematuro de risco. São Paulo; 2010. [Acesso em 29 set 2019]. Disponível em: https://www.sbp.com.br/fileadmin/user_upload/pdfs/seguimento_prematuro_ok.pdf.

Strabismus. Screening ex-amination of premature infants for retinopathy of prematurity. Policy Statement. Pediatrics 2006;117:572-576.

Supplemental Therapeutic Oxygen for Prethreshold Retinopathy of Prematurity (STOP-ROP), a randomized, controlled trial. I: Primary outcomes. Pediatrics 2000;105:295-310.

Villar J, Giuliani F, Bhutta ZA et al. Postnatal growth standards for preterm in fonts: the preterm postnatal follow-up study of the INTERGROWTH-21 (st) project. Lancet Glob Heath 2015;3:e681-91

PÓS-PARTO OU PUERPÉRIO

CAPÍTULO 4

Paula Cristina Sellan Fukusato
Thamy Jay Garcia

O chamado puerpério fisiológico inicia-se no parto após a dequitação (saída da placenta) e dura 6 a 8 semanas. Divide-se em:

- *Imediato:* dequitação até 10° dia.
- *Tardio:* 11° dia até 45° dia.
- *Remoto:* após 46° dia.

É o período no qual as modificações locais e sistêmicas ocorridas no organismo materno durante a gestação retornam ao estado pré-gravídico e independem da via de parto, ou seja, todas as mulheres apresentam essa evolução independentemente de o parto ser normal ou cesáreo.

Vemos que o útero vai reduzir de tamanho, já que imediatamente após a dequitação ele passará a apresentar contrações que iniciam um processo de diminuição de seu volume. Além disso, como forma de evitar o sangramento pós-parto por atonia uterina (não contração do útero), o obstetra costuma deixar um soro com ocitocina, um hormônio que é liberado durante e após o trabalho de parto e promove a contração uterina.

A primeira hora após o parto é essencial para avaliação do risco de sangramento e prevenção do mesmo, e é o período em que se deve manter vigilância sobre a paciente.

Após o parto, o útero será palpável no nível da cicatriz umbilical. A partir daí, reduz 1 centímetro por dia, tornando-se novamente intrapélvico em 15 dias e de volta às dimensões normais dentro de 30 dias.

A involução uterina é mais rápida nas mulheres que amamentam devida ao reflexo uteromamário, o qual promove liberação de ocitocina estimulada pela amamentação, porém esse reflexo também é responsável pelas cólicas que a lactante pode sentir durante e logo após a amamentação.

Na dequitação, o endométrio perde sua camada esponjosa, restando a camada superficial e basal. A camada basal é responsável pela regeneração endometrial enquanto a camada superficial sofre necrose e é eliminada na forma de lóquios (sangramento).

A loquiação tem características específicas, pode durar até 45 dias, e muda de cor progressivamente:

- *Rubra (vermelha viva):* até 3º dia.
- *Fusca (vermelha escurecida):* 3º–10º dia.
- *Flava (rósea):* 10º–25º dia.
- *Alba (branca):* após 25º dia.

O colo do útero fecha-se em 7 dias, e deixa de ser puntiforme passando a ser em fenda nas mulheres que entrarem em trabalho de parto.

Após a passagem do feto pelo canal vaginal, observa-se pequenas equimoses e lacerações na mucosa vaginal, as quais regeneram-se em até 6 dias. Vemos também pequenas lacerações que vão constituir as carúnculas mirtiformes após a cicatrização.

Independentemente da via de parto, observa-se uma diminuição importante dos níveis de estrogênio que geram atrofia da mucosa vaginal, especialmente nos primeiros 15 dias.

Recomenda-se que no período dos 45 dias de puerpério a mulher não tenha relações sexuais com o parceiro, já que neste período haverá desconforto e aumento do risco de lesões devido ao hipoestrogenismo que ocorre em todas as mamães. Além disso, após uma cesárea, há aumento do risco de deiscência (perda da sutura) de algum plano durante a realização de exercícios físicos de moderada intensidade, nos quais inclui-se a relação sexual.

As mamas vão modificar-se e preparar-se para lactação, dividindo-se em três fases:

1. *Mamogênese*: que é o crescimento e desenvolvimento mamário.
2. *Lactogênese*: início da secreção láctea.
3. *Lactopoese*: fase de manutenção da lactação.

Observa-se que o colostro já está presente no momento do parto, enquanto a apojadura ("descida do leite") ocorre entre o 1º e o 3º dia pós-parto. Neste momento, muitas mamães tomam sustos por apresentarem elevação de temperatura corporal ("febre do leite") e até tremores.

Com a diminuição do volume uterino, ocorre descompressão da veia cava e a puérpera passa a ter melhor drenagem dos membros inferiores, melhorando de forma importante o edema apresentado durante a gestação. Caminhadas e massagens (drenagens linfáticas) ajudam a melhorar o edema de forma mais rápida.

Ainda na Maternidade, a puérpera vai ser avaliada diariamente pelo obstetra até a alta que, após um parto não complicado, ocorre em geral entre 24 e 72 horas.

PÓS-PARTO OU PUERPÉRIO

Neste período é importante:

- Avaliar os sinais vitais, as perdas vaginais e a contração uterina.
- Estimular a deambulação precoce e a higiene cuidadosa da região perineal ou da cicatriz operatória apenas com água e sabonete.
- Orientar mamadas: pega correta, esvaziamento completo e alternância das mamas.
- Lembrar e reforçar a importância da abstinência sexual.

Após 10-15 dias, a puérpera terá uma consulta para nova avaliação e retirada de possíveis pontos, e, em 45 dias, outra consulta para liberar as relações sexuais e introduzir a anticoncepção.

Sabe-se que durante os primeiros 6 meses, se a lactante permanecer em amamentação exclusiva (intervalos de até 4 horas entre as mamadas sem uso de complementos), o eixo hipotálamo-hipofisário permanece bloqueado e ela mantém-se em anovulação. Este é conhecido como método da lactação e amenorreia, porém ele tem até 20% de falha, especialmente se não forem respeitados os critérios de amamentação exclusiva, pois, sem o bloqueio do eixo, a função ovulatória retorna após 6-8 semanas e há risco de nova gestação (lembrando que sempre há a ovulação antes do sangramento da menstruação; logo, a mulher pode engravidar sem apresentar nenhum sangramento menstrual).

Os métodos naturais consistem em abstinência no período fértil, com o uso da tabelinha e avaliação do muco cervical, e podem ser utilizados, embora também tenham altas taxas de falha.

Outros métodos contraceptivos permitidos durante a amamentação e com melhor eficácia são:

- *Métodos de barreira: condom* masculino e feminino.
- *Dispositivo intrauterino (DIU):* de cobre, prata ou progestágeno, o qual pode ser inserido nas primeiras 48 horas após o parto (com maior chance de complicações como perfuração e expulsão) ou após os 45 dias do puerpério.
- *Pílulas de progestágeno:* devem ser iniciadas após 45 dias do parto.
- *Injetável de progestágeno:* injeções trimestrais com início após 45 dias do parto.

Lembrar que as pílulas anticoncepcionais combinadas (com estrogênio e progesterona), adesivo, anel vaginal e injetável mensal são evitados durante a amamentação por diminuírem a produção de leite, e só podem ser usados após 6 meses do parto.

PRIMEIROS DIAS DO BEBÊ

Os primeiros dias do bebê podem ser repetitivos, sendo repletos de uma sequência chorar, mamar, arrotar, sujar a fralda e dormir.

O mais importante é que esse é um período de reconhecimento, onde os pais estão se acostumando com a nova rotina e o bebê está começando a entender que não mora mais dentro da barriga da mãe.

Entre as mamadas e o soninho, você irá brincar com ele e descobrirá que ele aos poucos irá sorrir, balbuciar, reconhecer a sua voz, ter preferência pelo colo dos pais; e então terá início uma incrível experiência de multiplicação de amor.

O bebê, ao sair da Maternidade, estará pesando menos do que nasceu. Isso é normal, já que nos primeiros dias de vida o bebê pode perder até 10% do peso do seu nascimento, e esse peso será recuperado normalmente até 14 dias de vida, devendo ser acompanhado e pesado periodicamente pelo pediatra.

Amamentação

A primeira mamada deve acontecer logo depois do nascimento ou assim que a mãe e o bebê estiverem bem. Inicialmente, aparece o colostro, que é mais amarelado e ajuda a nutrir e proteger o bebê nos primeiros dias de vida. Após 48 a 72 horas, inicia a descida do leite, que tem uma característica mais branca e é a principal fonte de alimento do recém-nascido até os 6 meses.

Arroto Após as Mamadas

O bebê que mama no peito e tem a pega correta provavelmente não irá arrotar após a mamada, pois engole menos ar.

O arroto nada mais é do que a saída de ar que a criança engoliu durante a mamada.

Já, um bebê alimentado pela mamadeira tende a engolir mais ar e soltá-lo após mamar.

É muito importante deixar a criança em posição vertical pelo menos por 20 minutos após todas as mamadas para evitar refluxo e regurgitações, principalmente em mamadas noturnas quando o bebê irá dormir naturalmente e permanecer mais tempo deitado.

Cuidados com o Coto Umbilical

O coto umbilical é o pedaço do cordão que foi cortado e que fazia a ligação mãe-bebê.

Ele deve cair sozinho em 7 a 14 dias, mas para isso deve-se ter diversos cuidados.

Deve ser limpo em todas as trocas de fraldas e após o banho com álcool a 70%, que geralmente a mãe já leva da Maternidade. Basta colocar boa quantidade desse álcool em um cotonete e limpar bem ao redor do coto que estará preso ao umbigo do bebê.

Essa limpeza ajuda a secar o coto umbilical e desprendê-lo sozinho. Ao cair, pode ocorrer um leve sangramento, que é normal. Basta manter a higiene com álcool a 70%.

Muitos pais têm medo de mexer, porém a manipulação do coto não gera dor ou traumas para a criança.

Banho do Bebê

Antes de tirar a roupa do bebê, prepare tudo ao redor. Deixe à mão sabonete, toalha, roupa que irá colocar, fralda etc. para não perder tempo procurando depois.

Prepare o banho com água morna em torno de 36 graus. Não é necessário usar termômetro para ver se a temperatura está correta; basta colocar o cotovelo e ver se está quentinho. Use sabonete neutro para não irritar ou agredir a pele.

Tire a roupa do bebê e o enrole em um charutinho de toalha; inicie o banho lavando a sua cabecinha e depois seque suavemente com a toalha. Depois desenrole o recém-nascido da toalha e banhe seu corpo.

O banho tende a relaxar a criança, portanto o ideal é fazer parte do ritual noturno na seguinte ordem: banho, depois ouvir uma música calma ou história, por exemplo, mamar e dormir.

Em dias quentes não há problema dar mais de um banho no recém-nascido, desde que em apenas um use sabonete para não agredir a pele.

Limpeza do Ouvido

O ideal é não usar cotonetes, pois aumenta o risco de machucar o bebê.

Com a ponta da toalha levemente umedecida em água morna, limpe a parte externa da orelha do bebê e após seque com uma toalha macia.

A cera que está dentro do ouvido do bebê será drenada sozinha e é uma proteção natural; portanto, não é necessário limpar a parte interna.

Cortar a Unha

As unhas dele crescem rápido demais, então devem ser cortadas uma vez por semana. O bebê não sente dor quando cortamos suas unhas, e é importante criar esse hábito desde cedo. Para isso:

- Procure um ambiente calmo e sem distrações.
- Se o bebê estiver impaciente ou irritado, faça enquanto estiver dormindo.
- Após o banho, as unhas estão mais maleáveis e pode ser mais fácil de cortar.
- As tesouras com pontas arredondadas são boas para os primeiros meses, quando a unha é mais fina.
- Se necessário, use uma lixa para aparar as pontas e o bebê não se arranhar.
- Escolha um cortador específico para bebês e use somente nele a fim de evitar contaminações.

Cólicas

Tão temidas pelas mães, elas tendem a se iniciar a partir de 21 dias de vida. O bebê geralmente chora, fica vermelho e se contorce. Particularmente, tendem a ocorrer no mesmo horário todos os dias. Elas acontecem por imaturidade do sistema digestivo, e são uma adaptação para que o corpo da criança aprenda a lidar com os gases e o volume do alimento. Por volta dos 3 meses as cólicas desaparecem.

A alimentação da mãe pode influenciar quando tiver uma dieta mais rica em gordura ou excesso de café ou refrigerante, por exemplo. Caso a mãe perceba que o mesmo alimento que comeu em dias alternados tenha causado cólica no bebê, deve suspender o mesmo.

Para aliviar:

- Faça massagem na barriga do bebê em movimentos circulares no sentido horário.
- Coloque bolsa de água quente para ajudar a aliviar a dor.
- Faça movimentos do tipo "bicicletinha", abaixando e levantando as perninhas do bebê.
- Dê colo e carinho na hora do choro
- Coloque a barriga do bebê em contato com o seu abdome.
- Fique em um ambiente aconchegante até acalmá-lo.
- Antes de dar qualquer remédio para a criança, consulte o seu pediatra.

Existem estudos que usam o *Lactobacillus reuteri*, uma forma de probiótico que reduz a sintomatologia das cólicas infantis.

Evacuações e Diurese

No início da vida, o bebê pode evacuar em todas as mamadas, o que irá se ajustar com o passar do tempo, reduzindo esses episódios e começando até a criar uma certa rotina o número de vezes que acontecer.

Lembrando que, em aleitamento materno exclusivo, a criança pode ficar até 7 dias sem eliminar fezes, sendo este um processo normal.

Nos primeiros dias de vida do bebê, o cocô tem um aspecto de mecônio, com cor verde escura, quase preta, podendo ser pegajoso. Depois vai clareando até chegar em cores esverdeadas, amareladas ou amarronzadas, todas sendo normais.

Em geral, o aspecto se mantém bem amolecido, pois a criança se alimenta apenas de leite.

Todas essas mudanças são normais, uma vez que a criança nasce em um ambiente estéril e aos poucos vai ocorrendo a colonização da flora intestinal a fim de formar sua própria microbiota (que é um conjunto de microrganismos que atua em seu sistema digestivo para sua própria defesa).

Deve preocupar se o aspecto das fezes ficar muito claro ou avermelhado (como sangue), ou se o bebê tiver sintomas em paralelo como vômitos, náuseas ou distensão abdominal. Assim, todos devem ser avaliados pelo pediatra. Já a diurese indica que a criança está hidratada. O jato de urina deve ser efetivo e a quantidade também varia com o passar do tempo.

- *1 dia de vida:* 1 diurese.
- *2 dias de vida:* 2 diureses.
- *3 dias de vida:* 3 diureses.
- *4 dias de vida em diante:* pelo menos 4 diureses por dia.

Menos do que essa quantidade pode indicar que a criança não está ingerindo leite suficiente, entre outras coisas, o que o pediatra deve avaliar.

Como Evitar Assaduras no Bebê

A pele do bebê é muito fina e sensível, podendo ficar avermelhada com facilidade. Uma grande preocupação das mães é em relação às trocas de fraldas.

A fralda deve ser trocada com frequência, mesmo que tenha apenas xixi, já que a urina é ácida e pode irritar a pele do bebê causando assaduras.

Para a limpeza, quando estiver em casa, opte por algodão e água morna. Não esqueça de secar a região após com um algodão seco ou um paninho, pois, quando o local fica úmido e colocamos a fralda fechada, tende a criar fungo nessa região.

Antes de fechar a fralda, passe uma fina camada de pomada antiassadura e não aperte demais a fralda para não machucar o bebê.

VISITAS AO RECÉM-NASCIDO

Inevitavelmente, o nascimento do bebê causa muita expectativa na família e amigos, todos ansiosos para conhecer e pegar no colo etc.

Porém, nesse momento devemos ter muita calma. Aquele serzinho que nasceu não tem quase nenhuma imunidade, apesar de ter recebido os anticorpos da mãe durante a gestação. O fortalecimento do seu sistema imune será adquirido com o tempo, sendo uma junção de fatores, como a aplicação de vacinas e a amamentação.

Outro fato é que os pais também estarão se adaptando a uma nova rotina, que não é fácil.

Algumas mães preferem a visita ainda na Maternidade, porém é muito cedo, pois a criança está vivendo os seus primeiros dias de vida, a mãe se adaptando com a amamentação e ainda se recuperando do parto. Por outro lado, não precisa se preocupar com a organização da casa ou do que servir neste local; e obrigatoriamente as visitas na Maternidade devem ser rápidas.

Sempre vale salientar algumas regras para as visitas:

- Não aparece de surpresa.
- Não se deve atrapalhar a hora de mamar, pois é um momento muito interno da mãe.
- Em casa ou na Maternidade, sempre visitas rápidas para não atrapalhar a família.
- Lave sempre bem as mãos e use álcool gel.
- Nunca visite um recém-nascido se estiver doente, pois seria uma tragédia transmitir um vírus para um bebê que acabou de nascer.
- Evite levar outras crianças, mesmo que não estejam doentes.
- Não pegue na mão do bebê, pois ele sempre vai levá-la até a boca.
- Nunca tire do berço. Somente os pais podem fazer isso.
- Evite críticas e palpites, pois os pais já estão com mil pensamentos novos e só irá atrapalhar a nova fase.
- Não fume nem use perfumes.
- Lembrem-se: cabe aos pais a proteção aos seus bebês, e não se deve ter vergonha de falar com os familiares e amigos sobre as regras com o recém-nascido.

CHORO DO BEBÊ

Quando os bebês nascem, eles choram. Antes de falar, comunicam-se por meio do choro. Só ele é capaz de transmitir para a mãe se está com fome, frio, inseguro ou sentindo dor.

No início é difícil identificar cada choro do bebê e nos primeiros dias as mães acabam ficando muitas vezes mais desesperadas que os recém-nascidos, pois não conseguem acalmar a criança, mesmo após dar de mamar, arrotar e trocar a fralda.

Lembre-se que para a criança tudo é novo também. Ela passou 9 meses em um lugar único, acomodada, recebendo seus nutrientes e agora encontra um mundo todo afora para descobrir.

Os bebês também se perguntam: onde está aquele lugar apertadinho, quentinho e cheio de carinho em que eu estava?

Isso faz parte também de um período que chamamos de exterogestação, que compreende os primeiros 3 meses após o nascimento, quando a criança está na fase de transição da vida intrauterina para o mundo. Nesse período ela se sente confortável quando está em momentos que relembre o útero.

Então você deve dar colo e muito carinho, pode enrolar a criança em um charutinho na hora de dormir, utilizar ruído branco (o famoso shhhh ou aplicativos que hoje em dia simulam o barulho do útero, secador ou torneira aberta) e o uso do *sling*, que favorece a aproximação dos corpos da mãe e do bebê.

Com o passar dos dias, ainda mesmo antes dos 3 meses, cada vez mais os pais irão saber reconhecer cada tipo de choro do seu filho, como fome, sono, calor, cólica, e poderão atender suas necessidades.

COLO FAZ MAL?

Já existem até pesquisas nas quais se avaliaram que adultos que receberam colo e carinho à vontade na infância se tornaram pessoas menos ansiosas e com uma saúde mental melhor.

Além disso, crianças que recebem atenção e tempo de qualidade com os pais são adultos com mais habilidades sociais.

Falamos muito em tempo de qualidade, já que atualmente mães e pais trabalham fora e as crianças acabam ficando na escola ou com babás por mais tempo. Porém, se quando os pais estiverem com a criança despenderem um tempo para ela, como por exemplo uma hora inteira brincando, dando banho, sem olhar no celular e ficando longe da televisão, a criança se sentirá acolhida; isso em qualquer idade, desde recém-nascidos até crianças maiores. É desde o início da vida que se constrói as sólidas relações entre pais e filhos.

ONDE O BEBÊ DEVE DORMIR NOS PRIMEIROS DIAS DE VIDA?

A Sociedade Brasileira de Pediatria e a Academia Americana de Pediatria recomendam que até os 6 meses a criança durma no mesmo ambiente que os seus pais, porém não na mesma cama!

Nos primeiros dias, a mãe ainda está se recuperando do parto (normal ou cesárea) e fica mais fácil atender o bebê que está no mesmo ambiente que ela; e geralmente isso traz mais segurança para os pais. Isso pode ser feito em um berço acoplado, moisés ou no carrinho.

Não deve colocar na mesma cama, pois existe risco de sufocamento.

De dia é importante que o bebê durma no seu quarto, em seu berço, para acostumar com tal ambiente.

É importante que o bebê durma de barriga para cima, e não de lado ou de bruços, pois após diversos estudos ficou comprovado que de barriga para cima diminui o risco de morte súbita e sufocamento por possíveis engasgos.

Evitar almofadas, travesseiros, mantas e protetores de berço pelo risco de sufocamento.

Usar roupas confortáveis sem fitas, laços ou zíper na parte traseira.

PASSEIOS COM O BEBÊ

Desde a primeira semana de vida os banhos de sol são liberados. Caso a temperatura esteja mais quente, deixar o bebê só de fralda, e, se estiver mais frio, reduzir a área exposta para apenas mãos e pernas.

O tempo de exposição varia de 5 a 15 minutos diários e deve-se atentar aos horários adequados do sol.

O início da manhã antes das 10 h e a tarde após as 16 h são adequados pela incidência de raios ultravioleta.

Lembrar que os raios solares que atravessam o vidro da janela não contam como banho de sol porque os comprimentos de onda solar efetivos são refletidos pelo vidro.

Lugares fechados como restaurantes são permitidos após os 3 meses porque, além da criança já ter tomado as primeiras vacinas, deu tempo de receber anticorpos advindos do leite materno para o início da formação do seu sistema imune.

Ainda assim, evitar aglomerações, lembrar sempre da higiene das mãos e evitar contato com pessoas doentes.

SOLUÇOS E ESPIRROS

Uma grande dúvida das mães são os soluços e espirros nos primeiros meses de vida do bebê.

Os soluços são muito comuns, pois o bebê ainda tem o diafragma com movimentos muito incoordenados e seu sistema digestivo não está bem desenvolvido.

Espirros são frequentes e não devem ser atribuídos a gripes e resfriados (estes possuem outros sintomas). Eles melhoram até os 3 meses e acontecem porque a mucosa nasal do bebê ainda é muito sensível a ar quente ou frio, perfumes, pelos das roupas etc.

No início pode ocorrer também uma ressonância para dormir semelhante a um ronco, pois o nariz no primeiro mês tem uma capacidade pequena para expirar.

DESCAMAÇÃO DA PELE DO BEBÊ

Nos primeiros dias de vida do bebê é normal principalmente em mãos, pés e tronco a pele do bebê descamar. Não é necessário se preocupar; manter os banhos diários e não "puxar" a pele que descama.

ACNE NEONATAL

Também comum, aparece em geral na segunda ou terceira semana após o nascimento e são bolinhas vermelhas com pontos de pus que surgem no rosto do bebê, mais frequentes em nariz, queixo e bochechas. Acredita-se que acontece por estimulação hormonal materna. Não há nenhuma prevenção ou tratamento para tal.

REFLUXO GASTROESOFÁGICO

O refluxo gastroesofágico é o retorno involuntário e repetitivo do conteúdo gástrico para o esôfago, podendo atingir a faringe e a boca.

Em recém-nascidos, geralmente é um processo benigno, fazendo parte da maturação intestinal dessa fase, sendo considerado fisiológico. Porém, se associado a sintomas clínicos ou complicações, caracteriza a doença do refluxo gastroesofágico.

O refluxo gastroesofágico deve ser considerado em recém-nascidos com dois ou mais episódios diários de regurgitação por 3 semanas ou mais, afastando qualquer fator de complicação.

Como prevenir o refluxo em recém-nascidos?

- Manter o bebê em posição vertical 20 a 30 minutos após a mamada.
- Dormir de barriga para cima.
- Deixar a cabeceira elevada 30-40 graus.
- Evitar ser exposto à fumaça de cigarro.

USO DE VITAMINA A+D E SULFATO FERROSO

A anemia por deficiência de ferro é a mais comum das carências nutricionais, pode prejudicar o desenvolvimento mental e psicomotor, além da redução da resistência às infecções.

A recomendação de suplementação para recém-nascidos a termo de peso adequado para a idade gestacional é de 1 mg de ferro elementar/kg de peso/dia a partir do terceiro mês (independentemente se aleitamento materno exclusivo, misto ou somente fórmula infantil) até 24 meses de vida.

A vitamina A+D também é utilizada para todos os recém-nascidos a partir de 10 dias de vida na dose de 400 UI por dia até 12 meses, após 600 UI.

VACINAS

Essencial para proteção da criança desde o início da vida. A seguir o calendário vacinal do Ministério da Saúde de 2019 até os 4 anos:

A) Ao nascer:
- BCG – previne formas graves de tuberculose, principalmente miliar e meníngea.
- Hepatite B.
B) 2 meses:
- Penta – previne difteria, tétano, coqueluche, hepatite B e infecções causadas pelo *Haemophilus influenzae* B.
- VIP – previne contra poliomielite 1, 2 e 3 inativada.
- Pneumocócica 10 valente (conjugada) – previne pneumonia, otite, meningite e outras doenças causadas pelo pneumococo.
- Rotavírus humano – previne diarreia por rotavírus.
C) 3 meses:
- Meningocócica C (conjugada) – previne doença invasiva causada pela *Neisseria meningitidis* do sorogrupo C.

D) 4 meses:
- Penta – previne difteria, tétano, coqueluche, hepatite B e infecções causadas pelo *Haemophilus infuenzae* B.
- VIP – previne contra poliomielite 1, 2 e 3 inativada.
- Pneumocócica 10 valente (conjugada) – previne pneumonia, otite, meningite e outras doenças causadas pelo pneumococo.
- Rotavírus humano – previne diarreia por rotavírus.

E) 5 meses:
- Meningocócica C (conjugada) – previne doença invasiva causada pela *Neisseria meningitidis* do sorogrupo C.

F) 6 meses:
- Penta – previne difteria, tétano, coqueluche, hepatite B e infecções causadas pelo *Haemophilus influenzae* B.
- VIP – previne contra poliomielite 1,2 e 3 inativada.

G) 9 meses:
- Febre amarela.

H) 12 meses:
- Tríplice viral – previne sarampo, caxumba e rubéola.
- Pneumocócica 10 valente (conjugada) – previne pneumonia, otite, meningite e outras doenças causadas pelo pneumococo.

I) 15 meses:
- DTP – previne difteria, tétano e coqueluche.
- Vacina poliomielite atenuada (VOP) – previne poliomielite.
- Hepatite A.
- Tetraviral – previne sarampo, rubéola, caxumba e varicela.

J) 4 anos:
- DTP – previne difteria, tétano e coqueluche.
- Vacina contra poliomielite 1 e 3 (atenuada) VOP – previne poliomielite.
- Varicela atenuada – previne varicela.

PICOS DE CRESCIMENTO

É o período em que o bebê está dando um "estirão" em seu crescimento. Ocorre em semanas específicas e pode durar em média 7 dias, variando para mais ou menos. Nesses dias, perceberá que o bebê ficará mais agitado, pode acordar mais vezes que o normal e mamar mais para compensar seu gasto energético. Para isso, a produção de leite materno irá acompanhar a necessidade do bebê.

Durante essa fase é necessário muita paciência e carinho.

Ocorrem em média aos:

- 10 dias de vida.
- 3 semanas.
- 6 semanas.

- 3 meses.
- 4 meses.
- 6 meses.
- 9 meses.

SALTOS DE DESENVOLVIMENTO

São período em que o bebê está aprendendo uma nova habilidade, por exemplo rolar, sentar ou ficar em pé, o que faz com que a criança fique muito empolgada com seus novos movimentos, querendo exercitá-los a todo momento, mesmo dormindo. Essa fase altera muito o sono da criança, também podendo acordar mais vezes que o normal.

Essas fases ocorrem, podendo variar para mais ou menos, em:

- 1 mês.
- Perto de 2 meses.
- Perto de 3 meses.
- 4 meses e 15 dias.
- 6 meses.
- 7 meses.
- 8 meses 15 dias.
- Perto de 11 meses.
- Perto de 13 meses.
- Perto de 15 meses.
- Perto de 17 meses.

Frequência de visitas ao pediatra:

- 0 a 12 meses – mensalmente.
- 1 a 2 anos – a cada 3 meses.
- 2 a 5 anos – a cada 6 meses.
- A partir de 5 anos – uma vez ao ano.

BIBLIOGRAFIA

Calife K, Lago T, Lavras C. (org.). Atenção à gestante e à puérpera no SUS – SP: Manual Técnico do Pré-Natal e Puerpério. São Paulo: SES/SP; 2010.

Brito MB, Monteiro IM, Di Bella ZI. Anticoncepção hormonal combinada. São Paulo: Federação Brasileira das Associações de Ginecologia e Obstetrícia (FEBRASGO); 2018. (Protocolo FEBRASGO - Ginecologia, n.º 69/Comissão Nacional Especializada em Anticoncepção).

Calendário de Vacinação do Ministério da Saúde 2019. Disponível em www.saude. gov.br/calendarionacionaldevacinacao

FEBRASGO. Manual de Orientação Assistência ao Abortamento, Parto e Puerpério (2010).

Guazzelli CA, Sakamoto LC. Anticoncepcional hormonal apenas de progestagênio e anticoncepção de emergência. São Paulo: Federação Brasileira das Associações de Ginecologia e Obstetrícia (FEBRASGO); 2018. (Protocolo FEBRASGO - Ginecologia, n.º 70/Comissão Nacional Especializada em Anticoncepção).

Ministério da Saúde (Brasil). Portaria nº 2.068, de 21 de outubro de 2016. Institui diretrizes para organização da atenção integral e humanizada à mulher e ao recém-nascido no Alojamento Conjunto. Diário Oficial da União 24 out 2016.

da Fonseca CRB, Fernandes TF. Puericultura passo a passo, SPSP. São Paulo: Atheneu; 2018.

Norton RC, Penna FJ. Refluxo gastroesofágico, Artigo de revisão, Jornal de Pediatria 0021-7557/00/76 – Supl.2/S218, 2000 by Sociedade Brasileira de Pediatria.

AMAMENTAÇÃO

CAPÍTULO 5

Anne Caroline dos Santos Andrade
Luciana Ferreira de Aguiar
Paula Cristina Sellan Fukusato

A partir da década de 1970 emergiram trabalhos científicos que mostraram o quão maléfica poderia ser a falta do aleitamento materno e a partir daí a Organização Mundial da Saúde (OMS) e o Fundo das Nações Unidas para a Infância (UNICEF) passaram a realizar ações para promover o aleitamento materno, como a criação do Código Internacional do Aleitamento Materno e a iniciativa do Hospital Amigo da Criança. No Brasil o direito ao aleitamento materno é garantindo por lei, segundo o artigo 9º do Estatuto da Criança e do Adolescente, onde refere que é dever do governo, das instituições e dos empregadores garantir condições propícias ao aleitamento materno.

Neste momento enfatizou-se a importância do aleitamento materno exclusivo de 0 a 6 meses e sua complementação na dieta infantil até 2 anos ou mais.

Desde o início da gestação, a mulher passa a se preparar para receber o seu bebê e ter uma maternidade sadia, e a amamentação passa a ser um fator de maior cuidado e atenção para esse binômio mãe e bebê.

A amamentação é um processo que envolve não apenas adaptação fisiológica, mas também psicológica, psíquica, social e cultural, uma mudança na vida da mulher e do homem, mudanças de papel, a formação de uma nova família, ou seja, "um misto de mudanças" e adaptações com a chegada do bebê.

Se a orientação correta começar precocemente, a mãe já se sente mais preparada e segura de como lidar com o seu bebê. Necessário estabelecer uma relação sadia dos profissionais envolvidos (pediatra, enfermeira, obstetra) com essa nova família por meio de uma comunicação simples, esclarecedora, coerente, sigilosa, respeitosa e ética, sendo importante conhecer a história de vida, a realidade de cada mulher, ajudando-a da melhor forma possível, ouvir os medos, quebrando os "tabus", superando as dificuldades, esclarecendo dúvidas e as inseguranças nesse processo de maternidade e amamentação.

Uma parceria se forma com trocas e experiências por meio de um atendimento humanizado e qualificado, identificando a importância e as responsabilidades de suas decisões sem preconceitos e discriminação, respeitando seus desejos e vontades.

COMO O LEITE MATERNO É PRODUZIDO?

Ocorre a liberação da ocitocina (um hormônio) quando a mãe pensa no bebê com carinho, olha para ele ou ouve seu choro. O momento do parto já faz uma grande liberação de ocitocina. Podem inibir a ocitocina: estresse, dor, nervosismo, depressão, preocupações.

Conforme o bebê está mamando, o leite vai sendo produzido, e essa sucção do bebê libera o reflexo de ejeção, fazendo o leite descer para a mamada; se a mama permanecer cheia de leite, não irá enviar novo reflexo para reiniciar a produção de leite, por isso a importância de a criança mamar adequadamente cada mama.

CARACTERÍSTICAS DO LEITE MATERNO

O leite materno não é uniforme em sua constituição. Cada mãe produz o leite ideal para seu bebê. Ele pode mudar de cor e característica quando a criança está doente. Isso realmente acontece para se adaptar à necessidade do momento para a criança.

O conteúdo de gordura é maior no final da mamada, que é importante para o ganho de peso do bebê.

O que tem no leite materno que protege meu bebê:

- *Iga secretória:* ela atua contra patógenos aos quais a mãe é exposta e será transferida em forma de imunidade para o bebê, revestindo sua mucosa intestinal para tal proteção.
- *Fator bífido:* também impede a proliferação de microrganismos patogênicos.

Fases da produção de leite:

- *Colostro:* leite inicial, rico em proteínas e anticorpos, considerado a primeira "vacina" do recém-nascido, com aspecto espesso e coloração amarela e transparente.
- *Leite de transição:* em média do sexto dia até a segunda semana após o parto, intermediário entre colostro e leite maduro.
- *Leite maduro:* contém todos os nutrientes necessários para os desenvolvimentos físico e cognitivo da criança.

QUANDO O LEITE DESCE?

Chamamos de apojadura o período em que o leite "desce", não sendo mais apenas o colostro. Dura em média 1 a 2 dias, a mãe sente as mamas muito quentes e endurecidas, podendo formar alguns "carocinhos", como se o leite estivesse acumulado.

AMAMENTAÇÃO

Para aliviar, deixe o bebê mamar em livre demanda, faça massagem nos locais onde estiver com os "carocinhos". Compressas frias podem ajudar a aliviar a sensação de queimação. Evite banhos muito quentes, pois eles tendem a estimular mais a produção de leite. Ordenhe o leite manualmente para aliviar as dores, e pode também massagear as mamas enquanto o bebê estiver sugando.

Se a mama estiver muito cheia no momento em que o bebê for mamar, faça uma ordenha manual antes de oferecer para o recém-nascido, favorecendo a pega. Muitas vezes a mama está muito rígida e o bebê não consegue o posicionamento adequado para sucção.

O INÍCIO

No início da amamentação, a mulher pode sentir uma discreta dor ou um desconforto no início das mamadas. É necessário ajudar essa mãe e verificar qual a sua dificuldade.

Durante a gestação, as mamas se modificam principalmente em decorrência da ação dos hormônios estrógeno e progesterona, e uma das alterações se dá no aumento do mamilo e da aréola e alteração da cor.

A preparação das mamas antes de cada mamada com uma "massagem" favorece a descida do leite. Nesse momento, a mãe "sente e conhece" suas mamas, aprende a preparar os mamilos até a realização da ordenha para a extração do leite.

DÚVIDAS FREQUENTES

1. Amamentar em um só peito faz com que um fique maior que o outro?
   - Sim. Amamentar em um só peito faz com que o peito (mama) que é mais estimulado aumente de tamanho, e pode levar a uma produção de leite ineficiente.
2. Estresse e nervosismo podem diminuir a produção do leite?
   - Sim. O estresse e o nervosismo podem diminuir a quantidade de leite. Ocorre uma modificação no sistema endócrino-imunológico e, com isso, a quantidade de leite pode diminuir.
3. Como saber e quais as causas quando as mães não estão produzindo a quantidade necessária de leite para seu bebê?
   - Existem muitas causas, apesar de elas serem raras. Entre elas, estão cirurgia de redução das mamas, mamas com tecido glandular insuficiente, alguns problemas hormonais tais como hipotireoidismo e diabetes não tratados, e desnutrição materna extrema. Nestes casos, a mãe deve ser avaliada pelo médico, que deverá descartar primeiramente a pouca produção de leite por outros fatores, já comentados.

AMAMENTAÇÃO SOB LIVRE DEMANDA

O bebê mama na hora que quiser e quando quiser, sem horários fixos.

A cada vez que o bebê vai ao seio para mamar quando recém-nascido, melhora gradativamente seu padrão de mamada.

O bebê solta o peito por vontade própria, fica calmo e satisfeito quando termina de mamar.

Quanto mais o bebê mamar, mais a mãe produz o leite por meio da intensidade da sucção.

Ficar atenta à mamada eficiente do bebê, tentando mantê-lo acordado, pois mamadas ineficientes se tornam muito prolongadas, levando à exaustão da mãe.

ALEITAMENTO MATERNO EXCLUSIVO

É quando o bebê é alimentado somente com o leite materno diretamente do peito da sua mãe ou ordenhado até o 6º mês de vida. Não recebe outros tipos de alimentos como: leite industrializado, água, chás, comidas sólidas ou líquidas.

O leite humano possui todos os componentes que o bebê precisa nos seis primeiros meses, só devendo iniciar a alimentação complementar após esse período e ainda mantendo o aleitamento materno até os 2 anos.

Benefícios comprovados do aleitamento materno exclusivo:

A) Para o bebê:
- Diminui a incidência de diarreias.
- Protege contra doenças respiratórias, por exemplo, asma, pneumonia.
- Evita alterações no desenvolvimento da dentição.

B) Para a mãe:
- Diminuição do sangramento após o parto.
- Perda de peso mais rápida.
- Prevenção contra o câncer de mama.
- Estimula o vínculo mãe e bebê.
- Não tem custo.

COMO OFERECER AS MAMAS

Oferecer o primeiro peito esvaziando-o e após oferecer o segundo. Na próxima mamada, começar pela última mama ofertada.

O completo esvaziamento da mama assegura a manutenção do estímulo da produção de leite.

O tempo de esvaziamento da mama é variável para cada criança. Algumas fazem em poucos minutos (5 a 7 minutos), e outras demoram até 30 a 40 minutos. O que diz se está sendo eficaz são as consultas regulares ao pediatra e o ganho ponderal satisfatório.

AMAMENTAÇÃO

Para retirar o bebê do peito, recomenda-se colocar o dedo mínimo no canto da boca da criança, pois assim ela irá largar o peito sem machucar o mamilo.

POSICIONAMENTO PARA A AMAMENTAÇÃO

A mãe deve se posicionar de maneira confortável, de preferência em uma poltrona, com a coluna bem apoiada e com os pés encostando no chão. A almofada de amamentação é excelente para o posicionamento do bebê, facilitando sua posição correta.

As melhores almofadas têm formato de U para "abraçar" o corpo da mãe, e para segurar o peso do bebê é bom que sejam bem firmes.

Estimule o bebê a procurar o seio, deixe que ele sinta o cheiro da mãe e o cheiro de leite, e ele começará a buscar o peito. Para dar maior sustentação, segure a mama em formato de C com o dedo polegar e o indicador para ficar mais fácil do bebê abocanhar o mamilo e boa parte da aréola.

É importante o bebê abocanhar bem a aréola, caso se acostume a mamar apenas abocanhando o mamilo, há maior chance de fissuras e pega inadequada, gerando uma mamada ineficiente e dolorida para a mãe.

- *Posição tradicional:* sentada na cadeira com o bebê no colo — colocar o bebê virado e alinhado, encostando a sua barriga com a barriga da mãe e sua cabeça apoiada na curva do braço. A mão da mãe apoia o corpo do bebê ao longo das costas até o bumbum (Fig. 5-1).
- *Posição de cavalinho:* o bebê fica sentado em uma das coxas da mãe de frente para a mama e a mãe o segura apoiando suas costas. Ideal para bebês que já sustentam a cabeça (Fig. 5-2).
- *Invertida:* a mãe fica sentada com o bebê de lado e por baixo do braço da mãe deitado. Ofereça a mama que estiver mais próxima da boca do bebê.

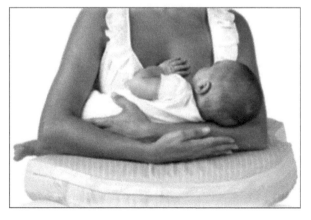

Fig. 5-1. Posição tradicional para a amamentação.

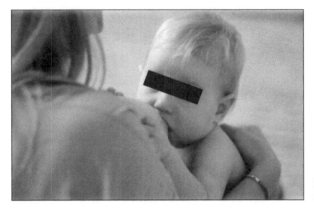

Fig. 5-2. Posição de cavalinho.

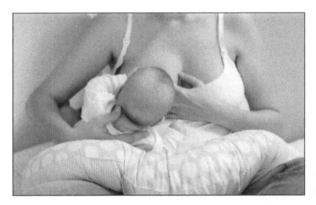

Fig. 5-3. Posição invertida.

Para manter o bebê nessa posição, é necessária uma almofada ou travesseiro para acomodar o bebê. Ideal para bebês recém-nascidos, quando a mãe quer aliviar a tensão nas costas ao dar de mamar na posição tradicional (Fig. 5-3).

COMO AVALIO SE O BEBÊ ESTÁ MAMANDO BEM?
Além do acompanhamento com pediatra, em todas as mamadas a mãe deve observar:

- Durante a mamada, os lábios do bebê devem estar evertidos para fora, como um peixinho.
- O bebê deve abocanhar grande parte da aréola.
- As bochechas do bebê não fazem furinhos ou se escuta barulhos durante a mamada.
- A mãe não deve sentir desconforto.

AMAMENTAÇÃO **65**

PRECISO RETORNAR AO TRABALHO, E AGORA?

As mães apresentam muitas dúvidas, ansiedade e "medo" quando o assunto é o retorno ao trabalho, como: retirada e armazenamento do leite, onde e como oferecer esse leite para o bebê. Muitas referem com muita clareza que "infelizmente" não conseguem amamentar até o 6º mês de vida, já que sua licença maternidade é de apenas 120 dias corridos, exceto as mães que trabalham em empresas onde a licença maternidade dura 180 dias.

O retorno ao trabalho pode ser um obstáculo à amamentação, principalmente a exclusiva até o 6º mês de vida do bebê, podendo resultar em início da alimentação precoce, introdução de fórmulas e bicos artificiais, desmame precoce e separação antecipada desse vínculo.

Porém, as mães que gostariam de manter a amamentação exclusiva devem ser orientadas em relação à ordenha de leite, armazenamento e oferta para o bebê, e é importante que esse processo se inicie em média 15 dias antes do retorno ao trabalho.

Iremos explicar como funciona a ordenha de leite, seja manual ou com bomba extratora.

A) Preparo das mamas (para retirada manual, com bomba elétrica ou manual):
- Retirar os anéis, pulseiras, relógios para evitar contaminações.
- Lave as mãos e braços até a altura do cotovelo com sabão neutro, e secar com uma toalha limpa.
- Encontre um lugar tranquilo, sentada confortavelmente.
- Com uma mão apoie as mamas na parte debaixo, com a outra mão, inicie a massagem com movimentos circulares com a ponta dos dedos ou com a palma da mão se sentir que está mais doloroso, sempre da parte de cima do peito e ir descendo em direção da aréola (parte mais escura) até os mamilos.

B) Ordenha manual (retirada do leite) e armazenamento:
- Aproximar o dedo polegar na linha debaixo da aréola e o dedo indicador na linha de cima em forma de C", iniciando a ordenha (retirada do leite).
- Realizar o movimento de abrir e fechar por várias vezes. Os dedos não devem deslizar sobre a pele e nem apertar o bico do peito.
- Despreze as primeiras gotas ou jatos de leite. O restante deve ser colocado em um frasco de vidro com tampa plástica. Deixar sempre o leite dois dedos livre abaixo da tampa do frasco.
- Após terminar a coleta, fechar bem o frasco, identificar (nome, data, hora) e armazenar em congelador ou freezer.
  - O leite materno pode ser conservado na geladeira por até 12 horas, e no freezer ou congelador por 15 dias. Caso armazene em saquinhos de armazenamento de leite descartáveis, coloque-os na

posição horizontal no freezer e, se for armazenar outros acima, colocar um papel toalha entre eles. Geralmente esses sacos têm um espaço na parte superior onde é possível anotar horário, data e nome da criança que irá receber.

C) Retirada de leite com bomba manual:
- As bombas manuais têm uma peça para sucção, porém quem faz a pressão e compressão para a saída de leite é a mãe, ajustando de forma mais confortável.
- Algumas já possuem o encaixe ideal para o recipiente de armazenamento.
- Após o preparo inicial, coloque o funil da bomba com o mamilo centrado.
- Inicie o movimento de sucção para retirada.
- Quando sentir que chegou ao fim, pode realizar no outro seio.
- Após finalizar, guarde o leite em recipiente adequado, lave os utensílios da bomba, deixe secar e esterilize depois.
- No começo pode ser mais difícil, porém conforme a mãe vai repetindo os movimentos vai ganhando mais prática no processo.

D) Retirada de leite com bomba elétrica:
- A bomba elétrica tenta simular o movimento de sucção que o bebê faria no peito.
- Após o preparo inicial, coloque os funis da bomba extratora encaixados no peito. Existem sutiãs que sustentam a os funis, deixando a mãe com as mãos livres para outras atividades. Se não for usar o sutiã, segure os funis, e não os frascos, de armazenamento de leite.
- Os funis devem estar centrados sobre os mamilos.
- Ligar o aparelho. Existem bombas elétricas que funcionam tanto na tomada quanto a pilha, podendo ser levadas para qualquer lugar.
- Pode usar o botão pulsar inicialmente para estímulo da descida de leite; após mudar para o modo extração, em até 2 minutos em geral o leite já começa a fluir.
- Nesse momento, basta ajustar a velocidade de extração mais confortável para você, lembrando que não deve sentir dor.
- Quando o fluxo diminuir ou sentir que acabou, desligue a bomba e guarde o leite em sacos de armazenamento ou recipientes compatíveis.
- Lave os utensílios da bomba, deixe secar e esterilize depois.

Preparando o leite para oferecer ao bebê:

- Para alimentar o bebê com o leite congelado, este deve ser descongelado em "banho–maria" fora do fogo.

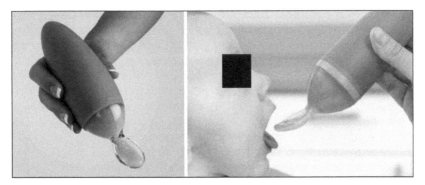

Fig. 5-4. Modelo de colher dosadora.

- Antes de oferecer para a criança, verifique a temperatura no dorso da mão. O leite não deverá estar frio e nem quente, e sim em temperatura ambiente.
  - Evitar o uso de mamadeiras e oferecer o leite por meio da colher dosadora ou copinho.
  - ♦ Colher dosadora:
    - ◊ Para ofertar o leite ordenhado nos casos em que a mãe não está presente, como no processo de adaptação ao retorno ao trabalho, evitando a oferta do leite em mamadeiras. A colher dosadora atende às necessidades e dificuldades em situações de imprevistos.
    - ◊ O uso da colher dosadora é uma opção alternativa que atende a mãe e o bebê em períodos de situações necessárias, evitando o uso de mamadeiras.
    - ◊ É um utensílio prático, opcional, que evita a confusão de bicos artificiais, onde o bebê também realiza a mobilidade da língua e da mandíbula (Fig. 5-4).

POSSÍVEIS INTERCORRÊNCIAS DURANTE A AMAMENTAÇÃO

Ao contrário dos demais mamíferos, a mulher não amamenta como um ato instintivo, por isso ela deve aprender como amamentar e estar ciente que, mesmo que faça tudo de forma correta, o processo de amamentação pode gerar algumas intercorrências.

Estima-se que entre 80 e 96% das mulheres experimentaram algum grau de dor na primeira semana após o parto, o que pode ser considerado normal. Porém mamilos extremamente dolorosos e machucados não são normais.

Os traumas mamilares incluem vermelhidão, edema, fissuras, bolhas, marcas brancas, amarelas ou escuras e manchas roxas. A principal causa de trauma mamilar é a pega incorreta. Uma vez que surge o trauma mamilar, este deve ser tratado imediatamente para que ele não vire porta de entrada para bactérias, e dessa forma aumente o risco de infecção mamária (mastite).

Primeiramente, devemos iniciar a mamada pela mama menos afetada e depois realizar medidas que minimizem o quadro álgico, como realizar ordenha previamente ao início da mamada para que o reflexo de ejeção do leite inicie-se e o bebê não tenha que fazer uma pega mais forte para que o reflexo ocorra. Escolher diferentes posições para amamentar para que se reduza a pressão nos tecidos escoriados e nos pontos dolorosos. Evitar fricção das mamas e utilizar analgésicos sistêmicos. Se necessário, interromper a mamada, colocando a dedo na comissura labial (canto da boca) do bebê para que sucção seja interrompida antes de sua retirada da mama.

Hoje tem-se recomendado o chamado tratamento úmido para estes tipos de lesões, como uso de próprio leite materno, uso de óleos e cremes apropriados, para criar uma camada protetora a fim de evitar a desidratação local.

Outra medida que vem ganhando espaço nos últimos anos é o uso de *laser* de baixa frequência (LBI), pois ele possui efeitos anti-inflamatório, antiedematoso, analgésico e cicatrizante por estimular a circulação local, ativar o sistema linfático, realizar proliferação de células epiteliais e de fibroblastos, e aumentar a síntese de colágeno (Fig. 5-5).

O tratamento seco que muito se recomendava antigamente, como banho de sol e uso de secador nos mamilos, não vem sendo mais recomendado justamente por se acreditar que a cicatrização é mais eficiente se a pele mantiver-se úmida.

Outro problema bastante comum que costuma surgir nos primeiros dias de amamentação é o ingurgitamento mamário, que nada mais é que congestão, aumento da vascularização e obstrução do sistema linfático, levando, assim, ao acúmulo de leite. Devemos diferenciar quando ele é fisiológico e remete ao momento da apojadura do patológico, quando pode ocorrer uma distensão mamária excessiva, podendo estar acompanhada de febre e mal-estar geral. Os

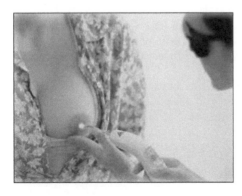

Fig. 5-5. Aplicação de *laser* de baixa frequência.

AMAMENTAÇÃO

mamilos comumente ficam achatados, dificultando a pega do bebê e a saída do leite de forma adequada.

O manejo do ingurgitamento patológico é feito realizando a ordenha antes do início da mamada para se evitar o estímulo de sucção mais forte do bebê antes do reflexo de ejeção do leite e para que a mama fique mais macia. Realizar massagens locais para evitar a estase láctea. Orientar o uso de compressas quentes para ajudar a liberação do leite antes da mamada e o uso de compressas frias após para diminuir edema e a dor local. O uso de LBI nestas situações também é frequentemente indicado.

O fenômeno de Raynaud é a isquemia intermitente causada por vasoespasmo que normalmente ocorre nas extremidades como mãos e pés, porém também pode atingir os mamilos. Normalmente ocorre devido a exposição ao frio, trauma mamilar ou pega inadequada da criança na região do complexo aréolo-mamilar. Estes vasoespasmos podem levar à palidez dos mamilos por falta de irrigação sanguínea adequada e gerar um quadro álgico importante. Os espasmos com a dor geralmente duram segundos ou poucos minutos, porém a dor pode perdurar por 1 hora ou mais. Podem ocorrer antes, durante ou após as mamadas, sendo mais comuns após as mamadas, provavelmente porque o ar ambiente é mais frio que a boca da criança. Medicações, como fluconazol e contraceptivos orais, podem agravar os vasoespasmos. O tratamento consiste em tratar a causa básica que está levando ao vasoespasmo no mamilo. Compressas mornas podem aliviar o quadro álgico. Procurar amamentar em ambientes mais aquecidos e utilizar roupas mais quentes. Deve-se evitar alimentos vasoconstritores. Quando não há melhora com o uso dessas medidas, pode-se utilizar alguns medicamentos, como a nifedipina, a suplementação de cálcio, vitamina B6 e cálcio, embora não haja estudos que corroborem seu uso de forma indiscriminada. Anti-inflamatórios também podem ser utilizados, caso se julgue necessário.

A infecção da mama pela *Candida albicans* durante o período da amamentação é bastante comum, pode ser superficial ou atingir os ductos lactíferos. Geralmente ocorre por causa de mamilos constantemente úmidos e abafados pelas roupas e sutiãs das mulheres. Ambientes quentes, úmidos e escuros são os locais propícios para proliferação de fungos e, no caso da *Candida*, não é diferente. A infecção por cândida costuma manifestar-se por prurido, sensação de queimadura e fisgadas nos mamilos, que persistem após as mamadas. Os mamilos costumam estar vermelhos e brilhantes. É comum as crianças apresentarem crostas brancas orais que, ao serem removidas, deixam a pele com aspecto cruento.

Como medidas gerais, devemos manter o complexo aréolo-mamilar seco e arejado e, sempre que possível, expô-lo à luz por cerca de 15 minutos ao dia. O tratamento deve ser feito no binômio mãe–bebê, mesmo que a criança não apresente sinais de monilíase. Inicialmente, prefere-se o uso tópico de antifúngicos, como a nistatina e o miconazol, por cerca de 2 semanas. Pode-se fazer uso de violeta de genciana também. Caso o tratamento tópico não seja eficaz, recomenda-se utilizar antifúngico sistêmico por 14 a 21 dias.

A mastite é um processo inflamatório que pode acometer um ou mais segmentos na mama, geralmente é unilateral e mais comumente afeta a mama esquerda, provavelmente porque a maioria das mulheres é destra e tem maior dificuldade em fazer a pega correta na mama esquerda. Este quadro pode evoluir ou não para um processo bacteriano. Geralmente ocorre entre a segunda e a terceira semana após o parto e mais raramente após a 12ª semana após o parto. O quadro ocorre devido a estase do leite que gera um aumento da pressão intraductal, o que causa um achatamento das células alveolares, formando, assim, espaços entre elas. Nestes espaços acaba ocorrendo comunicação entre o tecido intersticial e o leite, levando a uma resposta inflamatória. O leite acumulado, a resposta inflamatória e o dano tecidual favorecem a instalação de um processo bacteriano, comumente causado pelo *Staphylococcus aureus* e menos comumente pela *Escherichia coli* e *Estreptococcus* alfa e beta não hemolítico. Na maioria das vezes, as fissuras funcionam como porta de entrada para estas bactérias.

Qualquer fator que favoreça a estase do leite favorece a mastite, incluindo mamadas com horários regulares, redução súbita no número de mamadas, longo período de sono do bebê, uso de chupetas ou mamadeiras, não esvaziamento completo das mamas, freio de língua curto, criança com sucção débil, produção excessiva de leite, separação entre mãe e bebê e desmame abrupto. A fadiga materna é tida como um facilitador para a instalação da mastite. Mulheres que já tiveram mastite na lactação atual ou em outras lactações são mais susceptíveis a desenvolver novas mastites em razão do rompimento da integridade da junção entre as células alveolares.

Na mastite, a parte afetada da mama encontra-se dolorosa, hiperemiada, edemaciada e quente. Quando há infecção, há manifestações sistêmicas associadas como mal-estar, febre e calafrios. Há um aumento dos níveis de sódio e cloreto no leite e uma diminuição dos níveis de lactose, o que deixa o leite mais salgado, podendo ser rejeitado pela criança. Deve-se sempre orientar a lactante a esvaziar as mamas a cada mamada e orientar que, mesmo que haja infecção bacteriana, o leite pode e deve ser ofertado, pois ele não prejudica o desenvolvimento do bebê.

O tratamento da mastite com antibióticos é indicado quando houver sintomas graves desde o início do quadro, fissura mamilar visível e não regressão dos sintomas após 12 a 24 horas da remoção efetiva do leite que estava acumulado. Estes antibióticos devem ser mantidos por um período de 10 a 14 dias. Repouso, ingesta hídrica, uso de analgésicos e anti-inflamatórios também são indicados. Orientar iniciar a mamada pela mama menos afetada, uso de sutiã firme e suporte emocional também fazem parto do tratamento. Não havendo melhora em 48 horas, deve-se investigar a presença de abscesso mamário.

AMAMENTAÇÃO

O abscesso mamário acomete 5 a 10% das mulheres que tiveram mastite não tratada ou com tratamento tardio ou ineficaz. Ele pode ser identificado por meio do exame físico, no qual durante a palpação das mamas nota-se um ponto de flutuação ou de drenagem. Porém, muitas vezes o exame não é capaz de mensurar o tamanho e nem sempre o local exato do abscesso, sendo necessária a realização da ultrassonografia para poder confirmar sua presença, além de indicar o melhor local para punção para realizar a drenagem do mesmo.

O tratamento é feito a partir da drenagem deste abscesso, que pode ser feita com anestésico local e realizando-se a aspiração do mesmo, que pode ser guiada ou não por ultrassonografia e que também pode ser feita por drenagem cirúrgica sob sedação. Os antibióticos são os mesmos utilizados nos quadros de mastite e a amamentação deve ser mantida.

A galactocele é a formação cística nos ductos mamários que contêm leite. Este líquido, que no início é fluido, adquire um aspecto espesso que pode se exteriorizar através do mamilo. Acredita-se que a causa seja um bloqueio do ducto lactífero. Ela pode ser evidenciada durante o exame físico como uma massa lisa e arredondada, porém o diagnóstico dá-se por meio da aspiração ou ultrassonografia.

O tratamento inicial é feito com aspiração. No entanto, a formação cística pode se refazer e então deve ser extraída cirurgicamente.

O bloqueio dos ductos lactíferos ocorre quando o leite, produzido em alguma área da mama, não é drenado de forma adequada. Ocorre geralmente quando do a sucção não é adequada, ocasionando seu não esvaziamento por completo. Também pode ocorrer quando a mulher usa cremes em abundância, utiliza conchas por períodos prolongados ou ainda quando usa sutiã muito apertado. A manifestação clínica é por meio de nódulos dolorosos e mastalgia associados à presença de calor e rubor no local afetado mais febre. Por vezes, nota-se um ponto branco no mamilo que pode ser bastante doloroso durante as mamadas.

Para realizar a desobstrução do ducto, é necessário amamentar com frequência, oferecendo sempre a mama acometida primeiro com o queixo do bebê direcionado para a área afetada, e criar calor local com massagens suaves na região antes e durante as mamadas. A ordenha deve ser realizada caso a mama não esteja completamente vazia após a mamada. Em relação ao ponto branco, pode-se removê-lo com auxílio de uma agulha esterilizada ou esfregando-o com uma toalha.

A produção insuficiente de leite é uma das principais causas de desmame precoce e é notada pelo choro frequente do bebê após as mamadas, mamadas com duração prolongada, diminuição da micção (menos de seis vezes ao dia), fezes secas e endurecidas, e ganho de peso abaixo do esperado. Além de perda de peso maior que 10% nos primeiros dias de vida, não atingir o peso do nascimento após 2 semanas, ausência de urina em 24 horas, ausência de fezes amarelas na primeira semana de vida e sinais clínicos de desidratação.

A pega incorreta é a principal causa da produção deficitária de leite, já que a produção do leite ocorre pelo estímulo de sucção, que irá estimular a liberação da prolactina, hormônio responsável pela secreção láctea, por meio da inibição da dopamina. Normalmente, a produção de leite é maior que a demanda da criança.

Outras situações menos frequentes que podem levar a má produção láctea são: sucção ineficiente do bebê (causada por lábio/palato leporino, freio da língua curto, micrognatia, macroglossia, atresia de cloana, uso de medicamentos pela mãe ou pela criança que a deixem sonolenta, asfixia neonatal, prematuridade, síndrome de Down, hipotireoidismo, disfunção neuromuscular, doenças do sistema nervoso central ou padrão de sucção anormal, mamoplastia), problemas anatômicos da mama (mamilos muito grandes, invertidos ou muito planos), doenças maternas (infecções, hipotireoidismo, diabetes não tratado, síndrome de Sheehan, tumor pituitário, déficit mental), retenção de restos placentários, fadiga materna, distúrbios emocionais, uso de medicamentos que provocam diminuição da síntese láctea, restrição alimentar, fumo e gravidez. Portanto, é fundamental uma história detalhada e observação cuidadosa das mamadas para se descartar tais problemas.

Todas estas alterações que podem ocorrer durante o período da lactação devem ser identificadas e tratadas precocemente para se evitar um desmame precoce.

ACESSÓRIOS QUE PODEM SER UTILIZADOS PARA AMAMENTAÇÃO

Quando o mamilo fica "machucado" em razão da pega incorreta ou do atrito do mamilo com protetores artificiais, como bicos e conchas de silicone, e contato direto com o sutiã, é necessário que essa região cicatrize para a mãe dar a continuidade à amamentação.

Sugerimos o uso das "rosquinhas de peito", também conhecidas como "protetores para os mamilos de algodão" (Fig. 5-6).

Benefícios:

- Mantêm a região aréolo-mamilar seca e arejada.
- Fáceis de fazer, pode-se usar a fraldinha de boca do bebê.
- Baixo custo.
- O leite não fica parado, a umidade absorvida escoa para a parte de baixo desses protetores, evitando a proliferação de bactérias e fungo nas mamas e mamilos, e futura candidíase.
- Protegem o atrito do mamilo em contato com o sutiã e roupas, diminuindo a irritação local.

As rosquinhas precisam ser lavadas e trocadas com frequência sempre que estiverem encharcadas, o que proporciona limpeza e conforto para a mãe.

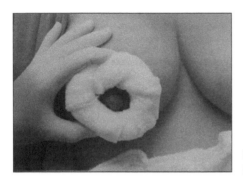

Fig. 5-6. Modelo de "rosquinhas de peito".

Lanolina

A lanolina é uma cera natural proveniente da lã de ovelha. É uma substância natural e hipoalergênica que apresenta um alto nível de hidratação, alivia e previne as fissuras mamilares.

Um de seus principais métodos de uso é para a hidratação antes e após a amamentação e também em casos de traumas mamilares ("mamilos fissurados").

Como deve ser usada:

- Para os mamilos já lesionados ("bico do peito rachado"), aplicar uma camada suficiente da lanolina após as mamadas em cima da lesão e manter a região livre de atritos.
- Para os mamilos íntegros (sem lesões), aplicar a lanolina sempre que sentir sensibilidade, promovendo a hidratação e evitando possíveis ("rachaduras").
- Não é necessário remover antes da amamentação quando o produto é 100% natural (lanolina). Caso verifique que o bebê está apresentando dificuldade para realizar a pega por deslizar a boca na região, retire o excesso da pomada antes de amamentar.

Obs.: O próprio leite materno também hidrata, e pode ser utilizado para tratamento do trauma mamilar.

Sutiã

Em decorrência do aumento de volume dos seios, o sutiã é importante tanto no período de gestação quanto para a amamentação.

No período da amamentação, o sutiã precisa ser:

- Adequado, confortável, abranger toda a mama sem fazer compressão.
- A abertura na parte da frente é prática, e pode ser especialmente útil quando se necessita amamentar em público, favorecendo à mãe a retirada das mamas na hora de amamentar.

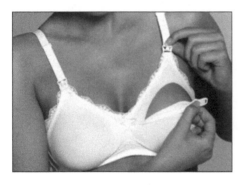

Fig. 5-7. Modelo de sutiã para amamentação.

- Normalmente, as alças desse tipo de sutiã são mais largas e resistentes para não sobrecarregar os ombros e fazer com que a amamentação fique mais confortável (Fig. 5-7).

A MÃE QUE NÃO AMAMENTOU

Seja por doença de mãe ou filho ou qualquer outro motivo, a mãe pode não conseguir amamentar. Em nenhum momento essa mãe deve ser julgada, se teve preguiça ou não tentou o suficiente.

É claro que a amamentação é um momento muito importante que cria um vínculo muito especial entre mãe e filho, sem falar nos enormes benefícios que já vimos. Porém, uma relação sólida entre mãe e filho é construída com muito carinho, amor e paciência nas diversas atividades do dia, inclusive no momento de oferecer uma mamadeira caso por algum motivo a mãe não possa amamentar.

Caso tenha que oferecer uma fórmula, a orientação é:

- *Para menores de 6 meses:* fórmulas infantis para lactentes de partida.
- *De 6 a 12 meses:* fórmulas infantis para lactentes de seguimento.

As fórmulas infantis continuam evoluindo em diferentes aspectos de composição, componentes, adição de micronutrientes, vitaminas e ácidos graxos polinsaturados de cadeia longa, mas ainda longe do padrão ouro do leite materno. A maioria já contém componentes importantes como LC – PUFAs, mais especificamente da série ômega 3, que são nutrientes importantes para o tecido cerebral; além do ômega 3, precursor do ácido docosa-hexaenoico (DHA), lipídio de maior importância na composição do sistema nervoso central humano.

BIBLIOGRAFIA

Almeida JAG. Amamentação. Um híbrido natureza-cultura. Rio de Janeiro: Editora Fiocruz; 1999.

AMAMENTAÇÃO

Biancuzzo M. Sore. Nipples: prevention and problem solving. Herndon, USA: WMC Worldwide; 2000.

Carvalho M. Gomes C. Amamentação Bases Científicas. 4. ed. Rio de Janeiro: Guanabara Koogan; 2017.

Cervellini MP, Gamba MA, Coca KP, Abrão ACFV. Lesões mamilares decorrentes da amamentação: um novo olhar para um problema conhecido. Rev Esc Enferm USP 2014;48(2):346-56

Comissão Nacional Especializada em Aleitamento Materno. Amamentação. São Paulo: Federação Brasileira das Associações de Ginecologia e Obstetrícia (FEBRASGO), 2018 (Série Orientações e Recomendações FEBRASGO, n° 6).

da Fonseca CRB, Fernandes TF. Puericultura passo a passo. São Paulo: Atheneu; 2018.

Giugliani ERJ. O Aleitamento Materno na Prática Clínica. J. Pediatr. (Rio de Janeiro) 2000;76 (Supl.3): S238-S252:

Giugliani ERJ. Problemas comuns na lactação e seu manejo. J Pediatr (Rio de Janeiro) 2004;80(5 Supl):S147-S154.

Júnior, LAS. A Mama no Ciclo Gravídico-Puerperal. São Paulo: Atheneu; 2000.

Ministério da Saúde (Brasil). Portaria n°. 193, de 23 de fevereiro de 2010. Objetiva orientar a instalação de salas de apoio à amamentação em empresas públicas ou privadas e a fiscalização desses ambientes pelas vigilâncias sanitárias locais. Sala de Apoio à Amamentação em Empresas. Diário Oficial da União 24 fev 2010; Seção 1.

Neifert MR. Breastmilk transfer: positioning, latch on, and screening for problems in milk transfer. Clin Obstet Gynecol 2004; 47:656-75.

Pinho ALN. Prevenção e Tratamento das Fissuras Mamárias Baseadas em Evidências Científicas: uma revisão interativa da literatura. Conselheiro Lafaiete/MG; 2011

TRANSTORNO DO ESPECTRO AUTISTA

CAPÍTULO 6

Daniela Barbieri Bariani Braga

DEFINIÇÃO

O Transtorno do Espectro do Autismo (TEA) é um transtorno do desenvolvimento neurológico caracterizado por dificuldades de comunicação e interação social e pela presença de comportamentos e/ou interesses repetitivos ou restritos.

Sua apresentação é variável, de forma que falamos em espectro, ou seja, desde manifestações muito leves, passando por moderadas, até graves.

Sabe-se que o tratamento precoce melhora significativamente a qualidade de vida e o prognóstico desses pacientes. Tendo isso em vista, o médico deve estar habilitado a reconhecer crianças de risco e encaminhá-las para as intervenções adequadas.

PREVALÊNCIA

As últimas estimativas apontam para 1:59 crianças, de acordo com os dados do Centers for Disease Control and Prevention (CDC) nos EUA em 2018. No Brasil aguardamos a estimativa oficial, que ocorrerá no Censo de 2020. Sua prevalência é maior em meninos do que em meninas, na proporção de cerca de 4,5:1. Estima-se que cerca de 30% dos casos apresentam deficiência intelectual associada.

Não há uma explicação para a prevalência cada vez maior dos casos de autismo no mundo todo. O que se tem como possível explicação para o aumento de casos registrados é o fato de que o diagnóstico hoje é muito mais frequente que décadas atrás, quando apenas os casos graves eram identificados. Especula-se sobre fatores externos (poluição, alimentação altamente industrializada, uso de medicações e anticoncepcionais na população em geral, eletrônicos etc.), porém até o momento sem comprovação científica alguma de relação causa-efeito.

ETIOLOGIA E FATORES DE RISCO

Entende-se o autismo como um transtorno de causa multifatorial, predominantemente genético. Alguns fatores externos já foram identificados como "facilitadores" do TEA, ou seja, os genes têm sua ação influenciada ou catalisada por fatores de risco ambiental (uso de álcool e drogas na gestação, nascimento prematuro, baixo peso ao nascer, idade avançada dos genitores, anóxia perinatal, TORCHS).

Diversas síndromes genéticas estão associadas ao TEA, como esclerose tuberosa, síndrome do X frágil e síndrome de Angelman. Entretanto, na maioria dos indivíduos (cerca de 75%), não é possível identificar nenhuma anormalidade genética mensurável, o que chamamos de TEA idiopático. Mesmo nestes casos, o risco de recorrência do TEA entre irmãos é elevado em relação à população geral: um casal que já tem um filho com TEA tem risco estimado de até 20% de ter outro filho com TEA. A diferença de concordância entre gêmeos monozigóticos (70 a 90%) em comparação com dizigóticos (0-10%) também mostra a importância do aspecto genético na etiologia do TEA.

Obs.: Um estudo há alguns anos levantou a possibilidade de associação de vacinas ao desenvolvimento do TEA (especialmente a vacina tríplice viral ou o trimerosal – seu conservante). Diversos outros estudos posteriores descartaram por completo essa associação, de forma que não há qualquer justificativa científica médica para não vacinar a população infantil.

QUADRO CLÍNICO
Conforme citado anteriormente, as manifestações do TEA variam desde muito leves, até graves, diferenciando-se muito entre uma criança acometida e outra. Entretanto, em todas se observa alterações nas áreas de comunicação, interação social e comportamentos atípicos.

Comunicação
O atraso da fala costuma ser a principal causa ou motivador de procura pelo atendimento do especialista. É fundamental que o pediatra reconheça que a fala é apenas uma das formas de comunicação. A comunicação ocorre por gestos, por expressão facial, por mímica. O que diferencia uma criança com atraso de fala por qualquer outro motivo (apraxia de fala, deficiência auditiva, distúrbios de linguagem etc.) da criança com atraso de fala relacionado ao TEA é a intenção comunicativa. Uma criança que não fala, porém que tenta se fazer entender por outros meios (apontando, falando "em língua própria" – mesmo que de forma ininteligível –, que dá tchau, manda beijo etc.), provavelmente não se encontra dentro do espectro autista.

Por outro lado, em alguns casos pode não ocorrer atraso na aquisição da fala, porém a comunicação se dá de uma maneira inadequada: a criança pode ser bastante prolixa, falar apenas de assuntos de seu interesse e também apresentar ecolalias persistentes (utilizar frases prontas que tenha ouvido em outros contextos, como desenhos animados, por exemplo).

A principal questão é a funcionalidade da linguagem, que se encontra sempre alterada no TEA.

Interação Social

A reciprocidade social exige que a criança tenha a capacidade de reconhecer a perspectiva de outra pessoa e tenha interesse em se relacionar com o outro. No TEA, observamos uma diminuição no contato visual (em quantidade e qualidade), dificuldade no relacionamento com os outros (a criança prefere brincar sozinha do que com seus pares) e o não compartilhamento de interesses ou atenção. Aponta-se para algo interessante, a criança não mostra interesse, não leva objetos para mostrar para os pais, não imita caretas ou brinca de esconder ("achou" com um paninho).

Comportamentos Atípicos

Indivíduos portadores de TEA podem apresentar alguns comportamentos peculiares e repetitivos, chamados de estereotipias, como fazer movimentos com as mãos tais como bater de asas (*flapping*), pular ou correr sem direção. Ocorre geralmente quando estão mais ansiosos ou agitados.

A funcionalidade no brincar também é alterada, de forma que um carrinho não percorre uma pista enquanto a criança imita o som de um carro, por exemplo. Muitas vezes o brincar é empobrecido e se resume a girar a roda do objeto. Também as brincadeiras imaginativas carecem de conteúdo, como brincar de cozinhar e dar a comida para os bonecos, imitar falar no telefone, fingir cuidar ou colocar para dormir os brinquedos. É o simbolismo que se encontra comprometido.

Em casos de TEA leve, especialmente nos de alto funcionamento, a criança pode apresentar interesses restritos em alguns assuntos e muitas vezes aprofundar seus conhecimentos neste tema de maneira que não seria esperada para sua idade. Há crianças que de forma autodidata aprendem o alfabeto em dezenas de línguas, ou preferem desenvolver a fala em outro idioma (só falam em inglês, por exemplo), têm fixação por números, conhecem tudo sobre determinado assunto (planetas, bandeiras etc.).

Observa-se também uma inflexibilidade e uma adesão à rotina. Os pais comumente relatam "rituais" de forma que, se algo sai daquela sequência ou padrão esperado, a criança fica muito irritada e não aceita (tomar banho, escovar os dentes e deitar para dormir, por exemplo). Da mesma forma, um ambiente novo e desconhecido pode ser extremamente desafiador para estas crianças.

Ainda no âmbito do comportamento, o indivíduo com autismo pode apresentar questões sensoriais, que podem se manifestar com hipersensibilidade ou hipossensibilidade de qualquer um dos cinco sentidos, como dificuldade em ficar em ambientes barulhentos (frequentemente colocam as mãos para tampar os ouvidos) ou aversão a alguns materiais como massinha de modelar ou areia. A sensibilidade também está presente na alimentação, levando a uma seletividade importante. Há crianças que não aceitam determinadas consistências de alimentos (precisa ser tudo seco, ou não aceitam purês ou sólidos, por exemplo). Há crianças que o simples odor ou ver na mesa determinado alimento as deixa extremamente desconfortáveis.

IDENTIFICAÇÃO PRECOCE

Atualmente o grande desafio é identificar precocemente os sinais de TEA, se possível dentro do primeiro ou segundo anos de vida, a fim de iniciar a intervenção o mais breve possível e com isso assegurar um melhor prognóstico.

São sinais sugestivos de TEA no primeiro ano de vida:

- Perder habilidades já adquiridas, como balbucio ou gestos/contato ocular/ sorriso social.
- Não se voltar para sons, ruídos e vozes no ambiente.
- Não apresentar sorriso social.
- Baixo contato ocular e deficiência no olhar sustentado.
- Baixa atenção à face humana (preferência por objetos).
- Demonstrar maior interesse por objetos do que por pessoas.
- Não seguir objetos e pessoas próximos em movimento.
- Apresentar pouca ou nenhuma vocalização.
- Não aceitar o toque.
- Não responder ao nome.
- Imitação pobre.
- Baixa frequência de sorriso e reciprocidade social, bem como restrito engajamento social (pouca iniciativa e baixa disponibilidade de resposta).
- Interesses não usuais, como fixação em estímulos sensório-viso-motores (luzes, objetos que giram, como ventiladores e rodas).
- Incômodo incomum com sons altos.
- Distúrbio de sono moderado ou grave.
- Irritabilidade no colo e pouca responsividade no momento da amamentação.

Há diversos instrumentos que o pediatra pode aplicar nas consultas de rotina a fim de triar precocemente casos de TEA. O mais utilizado na prática clínica e com alta evidência na literatura tem sido o M-CHAT-R, de fácil aplicabilidade e alta sensibilidade. Deve ser aplicado em crianças entre 16 e 30 meses durante consulta de rotina com o pediatra.

Na última revisão foi acrescentada a Entrevista de Seguimento (M-CHAT-R/F), a ser aplicada quando o M-CHAT-R apontar risco para TEA. O M-CHAT-R/F contém os mesmos itens que o M-CHAT-R, mas as respostas Sim/Não foram substituídas por Passa/Falha. O *download* do M-CHAT-R/F pode ser feito pior meio do *site*: www.mchatscreen.com (Quadro 6-1).

TRANSTORNO DO ESPECTRO AUTISTA

Quadro 6-1. M-CHAT-R™

Por favor, responda estas perguntas sobre sua criança. Lembre-se de como sua criança se comporta habitualmente. Se você observou o comportamento algumas vezes (por exemplo, uma ou duas vezes), mas sua criança não o faz habitualmente, então por favor responda "Não". Por favor, responda Sim ou Não para cada questão. Muito obrigado.

1. Se você apontar para qualquer coisa do outro lado do cômodo, sua criança olha para o que você está apontando? (**Por exemplo**, se você apontar para um brinquedo ou um animal, sua criança olha para o brinquedo ou animal?)	Sim	Não
2. Alguma vez você já se perguntou se sua criança poderia ser surda?	Sim	Não
3. Sua criança brinca de faz-de-conta? (**Por exemplo**, finge que está bebendo em um copo vazio ou falando ao telefone, ou finge que dá comida a uma boneca ou a um bicho de pelúcia?)	Sim	Não
4. Sua criança gosta de subir nas coisas? (**Por exemplo**, móveis, brinquedos de parque ou escadas.)	Sim	Não
5. Sua criança faz movimentos incomuns com os dedos perto dos olhos? (**Por exemplo**, abana os dedos perto dos olhos?)	Sim	Não
6. Sua criança aponta com o dedo para pedir algo ou para conseguir ajuda? (**Por exemplo**, aponta para um alimento ou brinquedo que está fora do seu alcance?)	Sim	Não
7. Sua criança aponta com o dedo para lhe mostrar algo interessante? (**Por exemplo**, aponta para um avião no céu ou um caminhão grande na estrada?)	Sim	Não
8. Sua criança se interessa por outras crianças? (**Por exemplo**, sua criança observa outras crianças, sorri para elas ou aproxima-se delas?)	Sim	Não
9. Sua criança mostra-lhe coisas, trazendo-as ou segurando-as para que você as veja – não para obter ajuda, mas apenas para compartilhar com você? (**Por exemplo**, mostra uma flor, um bicho de pelúcia ou um caminhão de brinquedo?)	Sim	Não
10. Sua criança responde quando você a chama pelo nome? (**Por exemplo**, olha, fala ou balbucia ou para o que está fazendo quando você a chama pelo nome?)	Sim	Não
11. Quando você sorri para sua criança, ela sorri de volta para você?	Sim	Não
12. Sua criança fica incomodada com os ruídos do dia a dia? (**Por exemplo**, sua criança grita ou chora com barulhos como o do aspirador ou de música alta?)	Sim	Não
13. Sua criança já anda?	Sim	Não

(Continua.)

Quadro 6-1. *(Cont.)* M-CHAT-R™

14. Sua criança olha você nos olhos quando você fala com ela, brinca com ela ou a veste?	**Sim**	**Não**
15. Sua criança tenta imitar aquilo que você faz? (**Por exemplo**, dá tchau, bate palmas ou faz sons engraçados quando você os faz?)	**Sim**	**Não**
16. Se você virar a sua cabeça para olhar para alguma coisa, sua criança olha em volta para ver o que é que você está olhando?	**Sim**	**Não**
17. Sua criança busca que você preste atenção nela? (**Por exemplo**, sua criança olha para você para receber um elogio ou lhe diz "olha" ou "olha para mim"?)	**Sim**	**Não**
18. Sua criança compreende quando você lhe diz para fazer alguma coisa? (**Por exemplo**, se você não apontar, ela consegue compreender "ponha o livro na cadeira" ou "traga o cobertor"?)	**Sim**	**Não**
19. Quando alguma coisa nova acontece, sua criança olha para o seu rosto para ver sua reação? (**Por exemplo**, se ela ouve um barulho estranho ou engraçado, ou vê um brinquedo novo, ela olha para o seu rosto?)	**Sim**	**Não**
20. Sua criança gosta de atividades com movimento? (**Por exemplo**, ser balançada ou pular nos seus joelhos?)	**Sim**	**Não**

Interpretação
- Para todos os itens, exceto os itens 2, 5 e 12, a resposta "NÃO" indica risco de TEA; para os itens 2, 5 e 12, a resposta "SIM" indica risco de TEA. Cada resposta alterada pontuará 1 ponto e deve-se somar todos os pontos ao final.
- Baixo risco: pontuação total é de 0-2; se a criança tiver menos de 24 meses, repetir o M-CHAT-R aos 24 meses. Não é necessária qualquer outra medida, a não ser que a vigilância indique risco de TEA.
- Risco moderado: pontuação total é 3-7; administrar a Entrevista de Seguimento (segunda etapa do M-CHAT-R/F) para obter informação adicional sobre as respostas de risco. Se a pontuação do M-CHAT-R/F continuar a ser igual ou superior a 2, a criança pontua positivo na triagem. Medidas necessárias: encaminhar a criança para avaliação diagnóstica e para avaliação da necessidade de intervenção. Se a pontuação da Entrevista de Seguimento for 0-1, a criança pontua negativo. Nenhuma outra medida é necessária, a não ser que a vigilância indique risco de TEA. A criança deverá fazer a triagem novamente em futuras consultas de rotina
- Alto risco: pontuação total é de 8-20; pode-se prescindir da Entrevista de Seguimento e encaminhar a criança para avaliação diagnóstica e também para avaliação da necessidade de intervenção

Atenção: De acordo com os próprios autores do instrumento, "os usuários devem ter em mente que, mesmo com a Entrevista de Seguimento, um número significativo de crianças que falham no M-CHAT-R não será diagnosticado com TEA. No entanto, essas crianças estão em risco para outros distúrbios do desenvolvimento ou atrasos, e por isso o acompanhamento é recomendado para qualquer criança cuja avaliação for positiva".

INVESTIGAÇÃO E DIAGNÓSTICO

Na investigação é necessário anamnese completa do período perinatal, antecedentes pessoais e familiares, rotina da criança, com quem a mesma fica durante o dia, se seu desenvolvimento é estimulado. Não é incomum atendermos crianças delegadas aos eletrônicos durante muitas horas do dia, sem convívio com outras crianças, sem estímulo adequado para se desenvolverem.

Sobre os exames complementares, estes não diagnosticam o TEA (o diagnóstico do TEA é essencialmente clínico), mas sim afastam outras doenças que podem interferir no desenvolvimento da criança.

É fundamental realizar avaliação visual com oftalmologista e avaliação auditiva (realizar o BERA – potencial evocado auditivo de tronco encefálico).

Muitas vezes o atraso de fala é o motivador da consulta com o especialista em TEA e devemos ter muito claro que a criança que não ouve bem também não fala bem; assim, muitas vezes seu comportamento é alterado como consequência (não sendo propriamente TEA).

Outros exames importantes são: hemograma completo, função tireoidiana e checar o teste do pezinho. Em caso de regressão do desenvolvimento, são fundamentais a realização de imagem do sistema nervoso central e o eletroencefalograma, além de triagem estendida para erros inatos do metabolismo. A realização de cariótipo e a pesquisa de X frágil (este no caso de meninos) também são válidas. Na confirmação de TEA, vale o encaminhamento para o geneticista, tanto para realização de exames genéticos mais aprofundados (CGH-array, testes de metilação, exoma) quanto para o aconselhamento genético.

Critérios diagnósticos para TEA, de acordo com o DSM-V:

A) Déficits persistentes na comunicação social e na interação social em múltiplos contextos, conforme manifestado pelo que segue, atualmente ou por história prévia (é necessário que os três critérios estejam presentes):
   1. Déficits na reciprocidade socioemocional (p. ex., dificuldade para estabelecer uma conversa; compartilhamento reduzido de interesses, emoções ou afeto; dificuldade para iniciar ou responder a interações sociais).
   2. Déficits nos comportamentos comunicativos não verbais usados para interação social (p. ex., comunicação verbal e não verbal pouco integrada; anormalidade no contato visual e linguagem corporal; déficits na compreensão e uso de gestos).
   3. Dificuldade para desenvolver, manter e compreender relacionamentos (p. ex., dificuldade em ajustar o comportamento para se adequar a contextos sociais diversos; dificuldade em compartilhar brincadeiras imaginativas ou em fazer amigos; ausência de interesse por pares).

84 CAPÍTULO 6

B) Padrões restritos e repetitivos de comportamento, interesses ou atividades, conforme manifestado atualmente ou por história prévia (é necessário que pelo menos dois dos quatro critérios estejam presentes):
  1. Movimentos motores, uso de objetos ou fala estereotipados ou repetitivos (p. ex., estereotipias motoras simples, alinhar brinquedos ou girar objetos, ecolalia).
  2. Insistência nas mesmas coisas, adesão inflexível a rotinas ou padrões ritualizados de comportamento verbal ou não verbal (p. ex., sofrimento extremo em relação a pequenas mudanças, dificuldades com transições, padrões rígidos de pensamento, rituais de saudação, necessidade de fazer o mesmo caminho ou ingerir os mesmos alimentos diariamente).
  3. Interesses fixos e altamente restritos que são anormais em intensidade ou foco (p. ex., forte apego ou preocupação com objetos incomuns, interesses excessivamente circunscritos ou perseverativos).
  4. Hiper ou hiporreatividade a estímulos sensoriais ou interesse incomum por aspectos sensoriais do ambiente (p. ex., indiferença aparente a dor/ temperatura, reação contrária a sons ou texturas específicas, cheirar ou tocar objetos de forma excessiva, fascinação visual por luzes ou movimento).
C) Os sintomas devem estar presentes precocemente no período do desenvolvimento (mas podem não se tornar plenamente manifestos até que as demandas sociais excedam as capacidades limitadas ou podem ser mascarados por estratégias aprendidas mais tarde na vida).
D) Os sintomas causam prejuízo clinicamente significativo no funcionamento social, profissional ou em outras áreas importantes da vida do indivíduo no presente.
E) Essas perturbações não são mais bem explicadas por deficiência intelectual (transtorno do desenvolvimento intelectual) ou por atraso global do desenvolvimento.

Deficiência intelectual e transtorno do espectro autista costumam ser comórbidos. Para fazer o diagnóstico da comorbidade (Transtorno do Espectro Autista e deficiência intelectual), a comunicação social deve estar abaixo do esperado para o nível geral do desenvolvimento

O DSM-5 recomenda que seja estabelecido o nível de gravidade do TEA, tanto para os déficits na comunicação social e na interação social quanto para os padrões de comportamento restritos/repetitivos. Esses níveis podem variar entre 1 (requer suporte), 2 (requer suporte substancial) e 3 (requer suporte muito substancial). Vale lembrar que este nível de gravidade pode variar com o tempo e o contexto.

Há casos de difícil diagnóstico, especialmente os que se encontram no espectro leve. Nestes casos de dúvida diagnóstica, é muito importante a realização de avaliação neuropsicológica por profissional especializado (neuropsicólogo com experiência em TEA), na qual considera-se todo o perfil comportamental da criança com aplicação de escalas para definição de seu cognitivo (SON-R, WISC) e demais escalas para TEA. Algumas ferramentas padronizadas auxiliam no processo diagnóstico, como a "Escala de avaliação para autismo infantil" (*Childhood Autism Rating Scale* – CARS), a "Lista de checagem de comportamento autístico" (*Autism Behavior Checklist* – ABC), a "Entrevista diagnóstica para autismo revisada" (*Autism Diagnostic Interview-Revised* – ADI-R) e o "Protocolo de observação para diagnóstico de autismo" (*Autism Diagnostic Observation Schedule* – ADOS).

DIAGNÓSTICO DIFERENCIAL

Alguns dos principais diagnósticos diferenciais que devem ser considerados frente um quadro suspeito de TEA são:

- Déficits auditivos.
- Deficiência intelectual.
- Transtornos de linguagem.
- TDAH.
- Transtornos de ansiedade, TOC, esquizofrenia.
- Epilepsia (síndrome de Landau-Kleffner, síndrome de Rett).

TRATAMENTO

Os principais objetivos do tratamento são melhorar a funcionalidade social e as habilidades de comunicação, melhorar as habilidades adaptativas, reduzir comportamentos negativos e não funcionais, e promover o funcionamento acadêmico e a cognição.

Até o momento não há uma "cura" para o autismo, sendo seu prognóstico diretamente relacionado ao diagnóstico precoce e intervenções o mais breve possível. Hoje, o diagnóstico do TEA ocorre, em média, entre 4 e 5 anos de idade, o que é bastante tarde, pois especialmente antes dos 4 anos o cérebro é altamente plástico e maleável. É fundamental para o pediatra ter em mente que, mesmo sem a certeza do diagnóstico do TEA, na presença de simples suspeita, a criança deve ser encaminhada para o acompanhamento terapêutico multidisciplinar.

Não havendo nenhuma medicação específica que reverta o quadro de autismo, seu tratamento depende essencialmente das terapias. As medicações disponíveis são para tratamento dos sintomas, como irritabilidade, auto e heteroagressividades, distúrbios do sono, agitação, déficit atencional. Os fármacos mais usados na prática clínica com idade/dose/segurança já bem estabelecidos são: risperidona, periciazina, levomepromazina, haloperidol, aripiprazol, quetiapina, ansiolíticos e antidepressivos (fluoxetina, sertralina), estimulantes do sistema nervoso central (metilfenidato, lisdexanfetamina), melatonina etc.

Diversos estudos estão em andamento, porém até o momento **não** estabeleceu-se eficácia bem definida em estudos grandes randomizados com grupos controle e placebo no que diz respeito a dietas (sem glúten, sem leite, cetogênica), suplementação vitamínica (vitamina B, vitamina D, ômega 3), canabidiol, probióticos e atuantes de microbiota intestinal, ocitocina etc.

Em relação às terapias, as mesmas são fundamentais e devem ser indicadas de acordo com a necessidade de cada criança: fonoaudiologia, psicologia, terapia ocupacional, integração sensorial. As principais modalidades mais utilizadas na prática clínica e melhores embasadas na literatura médica são:

- Modelo Denver de Intervenção Precoce.
- Estimulação cognitiva comportamental baseada em ABA (Análise do Comportamento Aplicada).
- *Coaching* Parental.
- Comunicação suplementar e alternativa: a partir do uso de sinais, gestos, símbolos e figuras (como o PECS - Sistema de Comunicação por Troca de Figuras) em autistas não verbais.
- Método TEACCH (Tratamento e Educação para Crianças Autistas e Outros Prejuízos na Comunicação): mais utilizado no campo da educação.

Há diversos *sites* confiáveis que trazem informações para pais e cuidadores se aprofundarem sobre as modalidades terapêuticas citadas e outras. Sites sugeridos: www.autismo.org.br, www.autismo.institutopensi.org.br, www.autismspeaks.org.

Apesar de não haver uma expectativa de "cura" do TEA, os sintomas podem ser muito minimizados a ponto de o indivíduo poder ter uma vida absolutamente funcional. Este deve ser o objetivo de todos os profissionais envolvidos no tratamento destas crianças, lembrando que por trás de cada uma delas existe uma família que deve ser acolhida e orientada e a quem devemos fornecer todos os meios para que este indivíduo alcance o máximo de suas potencialidades.

BIBLIOGRAFIA

American Psychiatric Association. Manual diagnóstico e estatístico de transtornos mentais: DSM-V. 5. ed. Porto Alegre: Artmed; 2014. p. 848.

Araujo LA de, Loureiro AA, Alves AMG, Lopes AMC da S, Barros JCR, Chaves LF da S et al. Triagem precoce para Autismo/ Transtorno do Espectro Autista [Internet]. Documento Científico. Belo Horizonte; 2017 Disponível em: http://www.sbp.com.br/fileadmin/ user_ upload/2017/04/19464b-DocCient-Autismo. pdf [cited 2019 Feb 25].

Bailey A, Le Couteur A, Gottesman I, Bolton P, Simonoff E, Yuzda E, et al. Autism as a strongly genetic disorder: evidence from a British twin study. Psychol Med 1995;25(1):63-77.

Harrington JW, Allen K. The clinician's guide to autism. Pediatr Rev. 2014. Feb;35(2):62-78; quiz 78. Review. Erratum in: Pediatr Rev 2014 Mar;35(3):113. PubMed PMID: 24488830.

Polanczyk GV, Lamberte MTMR. Psiquiatria da Infância e Adolescência. Barueri, SP: Manole; 2012.

Ribeiro TC, Casella CB, Polanczyk GV. Transtorno do Espectro do Autismo. In: Miotto E, Lucia M, Scaff M, editors. Neuropsicologia clínica. 2. ed. Rio de Janeiro: Roca; 2017.

Robins D, Fein D, Barton M, Resegue RM (Trad. Questionário Modificado para a Triagem do Autismo em Crianças entre 16 e 30 meses, Revisado, com Entrevista de Seguimento (M-CHAT-F/F)™ [Internet]. 2009. [Acesso em 25 Fev 2019]. Disponível em: http://www.mchatscreen.com.

Sandin S, Lichtenstein P, Kuja-Halkola R, Larsson H, Hultman CM, Reichenberg A. The familial risk of autism. JAMA. 2014;311(17):1770–7.

Santocchi E, Guiducci L, Fulceri F, Billeci L, Buzzigoli E, Apicella F et al. Gut to brain interaction in Autism Spectrum Disorders: a randomized controlled trial on the role of probiotics on clinical, biochemical and neurophysiological parameters. BMC Psychiatry 2016;16(1):183.

Shafiq S, Pringsheim T. Using antipsychotics for behavioral problems in children. Expert Opin Pharmacother 2018;19(13):1475-88.

Sociedade Brasileira de Pediatria. Transtorno do Espectro do Autismo. Manual de Orientação. Departamento Científico de Pediatria do Desenvolvimento e Comportamento 2019 Abr (5).

Volkmar F, Siegel M, Woodbury-Smith M, King B, McCracken J, State M; American Academy of Child and Adolescent Psychiatry (AACAP) Committee on Quality Issues (CQI). Practice parameter for the assessment and treatment of children and adolescents with autism spectrum disorder. J Am Acad Child Adolesc Psychiatry 2014 Feb;53(2):237-57. Review. Erratum in: J Am Acad Child Adolesc Psychiatry 2014 Aug;53(8):931. PubMed PMID: 24472258.

Zablotsky B, Black LI, Blumberg SJ. Estimated Prevalence of Children with Diagnosed Developmental Disabilities in the United States, 2014-2016. NCHS Data Brief 2017;(291):1-8.

DESENVOLVIMENTO MOTOR

CAPÍTULO 7

Paula Cristina Sellan Fukusato
Samantha Monteiro da Silva

O desenvolvimento motor é o processo de mudança no movimento da criança que envolve alterações complexas nas quais participam todos os aparelhos e sistemas do organismo.

O desenvolvimento motor não é regra, pode variar de criança para criança, mas existe um tempo máximo, devendo sempre ser acompanhado pelo pediatra a fim de detectar atrasos e patologias precocemente.

Um adequado desenvolvimento motor repercute no futuro da criança em aspectos sociais e intelectuais.

Durante a primeira infância, é importante estimular com brinquedos próprios para cada idade, inicialmente com chocalhos ou tapetes de atividades, por exemplo, pois nessa fase o desenvolvimento das habilidades acontece rapidamente.

Existem inicialmente alguns reflexos primitivos que são respostas automáticas e estereotipadas a um determinado estímulo externo. Esses estão presentes desde o nascimento, mas devem ser inibidos ao longo dos primeiros meses, quando surgem os reflexos posturais. A sua presença demonstra integridade no sistema nervoso central, porém sua persistência em idades inadequadas pode demonstrar disfunção neurológica. Todos devem ser realizados pelo pediatra na primeira consulta após o nascimento.

São eles:

- *Reflexo de Moro:* observa-se a extensão e a abdução dos membros superiores, seguida por choro, quando estimulados seus braços ou involuntariamente também. Desaparece por volta de 3 a 4 meses.
- *Reflexo de busca:* desencadeado por estimulação da face ao redor da boca. Observa-se rotação da cabeça na tentativa de "buscar o objeto".
- *Sucção reflexa:* desencadeada pela estimulação dos lábios quando se coloca, por exemplo, o dedo indicador com luva na boca do bebê. Sua ausência é sinal de disfunção neurológica.

90 CAPÍTULO 7

- *Reflexo tônico cervical de Magnus e de Kleijn, ou reflexo de esgrimista:* ocorre a rotação da cabeça enquanto a outra mão do examinador estabiliza o tronco do RN. Observa-se a extensão do membro superior ipsolateral à rotação e flexão do membro superior contralateral.
- *Preensão palmar:* quando o examinador faz uma pressão na palma da mão, observa-se a flexão dos dedos.
- *Preensão plantar:* quando se faz uma pressão na base dos artelhos, observa-se a flexão dos dedos.
- *Apoio plantar:* segurar o recém-nascido pelas axilas desencadeia seu apoio dos pés sobre uma superfície dura,
- *Marcha reflexa:* quando a criança obtém o apoio plantar, incline o tronco do recém-nascido um pouco para frente, quando se observará o cruzamento das pernas, uma em frente à outra.
- *Reflexo de colocação (placing):* com o bebê seguro pelas axilas, é feito um estímulo tátil em seu dorso do pé, observando-se então uma elevação do mesmo como se estivesse subindo um degrau de escada.
- *Manobra de Barlow e Ortolani:* não são reflexos primitivos, e sim manobras realizadas no recém-nascido para avaliar displasia de quadril. Deve ser enfatizado ainda no berçário e na primeira consulta com o pediatra. A displasia no quadril pode ser uma anormalidade no tamanho, morfologia, orientação anatômica ou organização da cabeça femoral ou da cavidade acetabular, ou de ambas.

DESENVOLVIMENTO MOTOR NA INFÂNCIA

Agora vamos falar dos marcos de desenvolvimento motor desde o primeiro mês de vida até os 4 anos, quando os separamos entre desenvolvimentos motores grosso e fino.

O desenvolvimento motor grosso envolve os maiores grupos musculares e é responsável pelos movimentos de andar, sentar e sustentar a cabeça.

O desenvolvimento motor fino está relacionado com os movimentos de pinça e preensão.

Vamos dividir por etapas de 0 a 18 meses e de 2 a 4 anos para melhor entendimento.

De 0 a 18 meses:

- 1 mês:
  - Motor grosso: move as mãos e os pés ao mesmo tempo.
  - Motor fino: abre os dedos ligeiramente quando em repouso.
- 2 meses:
  - Motor grosso: levanta a cabeça e o peito em posição prona.
  - Motor fino: abre e fecha as mãos, e por breves períodos deixa as mãos juntas.

DESENVOLVIMENTO MOTOR

- Entre 3 e 4 meses:
  - Motor grosso: nessa fase a criança leva as mãos à boca, com frequência, e começa a rolar.
  - Motor fino: inicia movimento de abrir e fechar as mãos, consegue prensar um objeto e levá-lo até a boca.
- Entre 5 e 6 meses:
  - Motor grosso: rola por completo, senta-se com apoio e brevemente sem apoio.
  - Motor fino: consegue pegar objetos e passar de uma mão para outra, bate os brinquedos na mesa ou no chão e sorri com o som emitido.
- Entre 7 e 9 meses:
  - Motor grosso: senta sem apoio, engatinha e ameaça passos com apoio.
  - Motor fino: balança objetos (p. ex., chocalho), joga objetos intencionalmente, pega alimentos para comer com três dedos.
- 1 ano:
  - Motor grosso: começa a "andar" e dar os primeiros passos, muitas vezes com apoio ainda, e aos poucos consegue ficar em pé sozinho.
  - Motor fino: pega objetos com dois dedos (pinça aberta), consegue colocar e tirar objetos de um lugar.
- 15 meses:
  - Motor grosso: anda sozinho, para e continua andando novamente; pode agachar para pegar um objeto e levantar sem apoio novamente.
  - Motor fino: tira e coloca tampas de panelas e potes, com o indicador aperta um interruptor, pode rasgar as páginas de um livro. Monta uma torre de dois cubos.
- 18 meses:
  - Motor grosso: se você chutar uma bola, ele pode fazer igual por imitação.
  - Motor fino: monta uma torre com três a quatro cubos, explora toda a sua casa, querendo abrir portas e gavetas.

De 2 a 4 anos:

- Entre 24 e 30 meses:
  - Motor grosso: corre, sobe escadas com ajuda de um adulto, um degrau por vez; abre portas.
  - Motor fino: consegue usar colher para comer e segura bem o seu copo.
- Entre 36 e 42 meses:
  - Motor grosso: alterna os pés para subir escadas, consegue pedalar um triciclo.
  - Motor fino: come sozinho, calça sapatos sozinho.
- 48 meses:
  - Motor grosso: pula em um pé só, anda de bicicleta.
  - Motor fino: segura e pinta com lápis, faz desenhos, escova dentes sozinho.

É muito importante que os pais apoiem seu filho a cada conquista do seu desenvolvimento. Para isso, sempre encoraje e dê novas atividades a ele a fim de estimular seus sentidos e o fazer progredir. Se a criança sentir confiança, terá mais força para avançar. Lembre-se que aqui estamos falando de idades médias para cada conquista, o que pode variar de criança para criança, e é por isso que o acompanhamento regular com o pediatra é imprescindível.

ATRASO NO DESENVOLVIMENTO NEUROPSICOMOTOR

O atraso no desenvolvimento neuropsicomotor se dá quando o bebê mantém reflexos neurológicos por mais tempo do que deveria e não apresenta transição de motricidade no tempo adequado.

Nesse caso, pode ser solicitado acompanhamento multiprofissional, como, por exemplo, avaliação do especialista neuropediatra e acompanhamento com fisioterapia.

Lembrando que bebês prematuros irão se desenvolver de acordo com a Idade Corrigida, pois prematuridade e atraso no desenvolvimento neuropsicomotor nem sempre andam juntos.

Nos casos em que o pediatra detecta algum atraso do desenvolvimento, pode ser necessário o auxílio de um fisioterapeuta para passar de uma fase para outra, como ganhar força de cabeça e pescoço, equilíbrio de tronco, rolar, sentar, ficar em pé, andar entre pontos. Além da parte motora a ser estimulada, esse acompanhamento precoce servirá como uma avaliação periódica, pois podemos pontuar se o bebê deixou de apresentar reflexos e sinais neurológicos dentro do prazo esperado. Esse acompanhamento multidisciplinar entre pediatra, fisioterapeuta e neuropediatra beneficia não somente o bebê em questão como também a família, que, mais bem assistida, fica mais confortável e segura quanto ao desenvolvimento da criança.

PAPEL DA FISIOTERAPIA NO ATRASO DO DESENVOLVIMENTO NEUROPSICOMOTOR

Trabalha de forma lúdica para estimular a criança a se conhecer e a descobrir o mundo com seus olhinhos. Inicialmente, com estímulos manuais em forma de alongamentos, mobilizações; mostrando a ela cada parte de seu corpo a partir da falange dos dedos até seus membros, além de cabeça e pescoço.

Usa-se estímulos com sons e cores, lembrando que os bebês inicialmente não visualizam as cores como os adultos, objetos ou brinquedos que trabalhem com cores que se contrastam (p. ex., preto e branco) prendem mais o olhar do pequeno. Assim, podemos realizar o acompanhamento de olhar até mesmo a lateralidade de cabeça e pescoço, e ainda praticar exercícios de fortalecimento de tronco, sempre no tempo de cada bebê.

Conforme a criança cresce, trabalha-se o que deveria ser natural, mas que, por algum motivo, está atrasado. Com o passar do tempo a terapia evolui ajudando o pequeno a rolar e, assim, ganhar mais liberdade, conquistando for-ça para ficar sentado e posteriormente equilíbrio para não cair para os lados; porém, se cair, que seja de forma correta com reflexos naturais de proteção. Sentar, ficar em pé com apoio, equilíbrio e segurança em uma nova postura, acompanhar a marcha, tudo sendo avaliado de sessão a sessão.

Agora vamos falar de algumas patologias que podem acometer o desenvolvimento neuropsicomotor.

Paralisia Cerebral

A encefalopatia crônica não progressiva, mais conhecida como paralisia cerebral, é uma das maiores condições clínicas quando nos referimos a acometimentos na primeira infância. Para os profissionais, é um desafio muito grande, pois se trata de um grupo de pacientes com desordens mistas e muitas vezes complexas.

Desordens essas que, motoramente falando, podem acometer desde formas mais brandas, como uma leve espasticidade em algum membro específico, até as formas mais graves que acometem o indivíduo como um todo, tais como uma tetraparesia, por exemplo, acompanhada de acometimentos sensoriais e sistêmicos.

A fisioterapia na paralisia cerebral começa bem cedo, muitas vezes ainda no ambiente hospitalar por meio de uma internação prolongada, por exemplo.

Para traçarmos um plano de tratamento, dependemos da classificação da paralisia cerebral, que varia de acordo com a característica clínica dominante (espástica, atáxica ou discinética) e com a área anatômica que ela engloba.

Nesses pacientes, vamos focar o desenvolvimento motor, para que a criança adquira liberdade e segurança ao crescer, ou a prevenção de deformidades, bem como a prevenção de lesões com mudanças de posicionamento periódicas e orientação aos pais quanto ao auxílio nos transportes quando necessário (p. ex. cadeiras de rodas).

Podem ser tratadas com alongamentos, pontos específicos para mobilizações, a fim de não causar lesões.

Cada criança deverá ser avaliada e seu tratamento será traçado dentro de suas necessidades, que podem mudar conforme a criança se desenvolve.

Mais uma vez também se faz necessário o acompanhamento de uma equipe multiprofissional que inclua um fonoaudiólogo, caso a criança tenha dificuldade em deglutir os alimentos ou até mesmo a saliva, um neuropediatra, para acompanhamento, um fisiatra, pediatra e um pneumopediatra, caso tenha infecções pulmonares de repetição.

Má-Formação Congênita

Na maioria dos casos, já é diagnosticada a má-formação no pré-natal e os pais já estão preparados para quando o bebê nascer.

Existem diversos tipos de má-formação, desde craniofacial até os pés.

- *Má-formação craniofacial:* a fisioterapia atua nas partes motora e respiratória, o fonoaudiólogo trabalha o fortalecimento muscular da região facial e avalia o modo como o paciente irá se alimentar, além do acompanhamento com pediatra, neuropediatra e, muitas vezes, otorrinolaringologista.
- *Má-formação de membros superiores:* desde a falta de uma falange de dedo em qualquer uma das mãos até a falta dos membros superiores por completo, a Fisioterapia visa ao fortalecimento dos membros, coordenação motora e adaptação. Pode ser necessária a colocação de próteses ou órteses de acordo com a patologia.
- *Má-formação em membros inferiores:* a Fisioterapia trabalha com a preparação do membro por meio de fortalecimento muscular, alongamentos e mobilizações; também pode ser necessária a colocação de órteses ou próteses dependendo do acometimento.

A má-formação de membros inferiores ou superiores, também sempre se faz necessário o acompanhamento com uma equipe multiprofissional que dê o suporte necessário para a criança, bem como médicos pediatras, neuropediatras, fisiatras, além de fonoaudiólogos, fisioterapeutas e terapeutas ocupacionais.

Doenças Neuromusculares

Entre as doenças que podem ocorrer na primeira infância, as mais comuns são poliomielite anterior aguda (já erradicada no Brasil), atrofia muscular espinal (AME tipos I, II e III) e doenças do neurônio motor como a doença neuromuscular de Duchenne.

Todas as doenças neuromusculares podem limitar funções como diminuição de mobilidade e da força muscular, além de aumento da fadiga aos pequenos e médios esforços, o que pode acarretar um atraso no desenvolvimento neuropsicomotor.

A força muscular vai sendo adquirida cuidadosamente ou simplesmente mantida, pois, por exemplo, precisamos do músculo para manter cabeça e pescoço eretos, ter melhor respiração, menor produção de saliva e qualidade alimentar, o que também conquistamos com o acompanhamento multiprofissional de fisioterapeutas, fonoaudiólogos, médicos pediatras, fisiatras, neuropediatras, pneumopediatras.

IMPORTÂNCIA DA ATIVIDADE FÍSICA PARA AS CRIANÇAS

O pediatra deve ser um grande incentivador de atividades físicas diárias, uma vez que, comprovadamente, esse hábito reduz os índices de obesidade, diminui o tempo de exposição às telas e estimula a socialização da criança.

DESENVOLVIMENTO MOTOR   **95**

Lembre-se que brincar, em qualquer faixa etária, já é uma atividade física, além de ser assim que a criança desenvolve sua própria autonomia e compreende seus próprios limites.

Sugestões de atividades de acordo com a faixa etária:

- *De 0 a 2 anos:* os bebês devem ser estimulados a explorarem seus próprios movimentos, seja engatinhando, buscando um objeto colorido etc. Já a partir de 6 meses, podem frequentar aulas de natação, onde entram junto com os pais, sendo uma excelente oportunidade de interação.
- *De 3 a 5 anos:* as brincadeiras dessa fase incluem andar de bicicleta, jogar bola e podem iniciar atividades como dança, capoeira, circo, lutas (p. ex., judô ou karatê), natação, futebol, todos de forma mais lúdica.

CURVAS DE CRESCIMENTO

As Figuras 7-1 e 7-2 são os gráficos onde o pediatra a cada consulta irá acompanhar o peso e a altura da criança desde o nascimento até os 5 anos. Após os 5 anos, utilizamos novos gráficos e curvas. Sua função é revelar se o crescimento e o ganho de peso estão adequados para a idade, e essa evolução faz parte de uma ação básica de saúde.

O crescimento que cada criança deve alcançar nas várias idades vem sendo muito variável, pois resulta da interação do potencial genético de crescimento herdado dos pais com um grande conjunto de fatores ambientais, entre os quais merece destaque a alimentação.

As curvas de crescimento são gráficos que representam a variabilidade considerada normal de medidas corporais como peso, estatura, índice de massa corpórea, que se observam entre indivíduos saudáveis de mesmo sexo e idade. Além disso, o traçado das curvas indica a tendência de crescimento esperada em função do tempo (idade) e de acordo com o porte físico da criança, seja ela microssômica (miúda), normossômica ou macrossômica (grande).

Na rotina assistencial da criança, o referencial apontado pelas curvas é utilizado com três objetivos básicos:

1. Analisar a normalidade ou não de seu processo de crescimento (crescimento alcançado de velocidade de crescimento).
2. Complementar o diagnóstico de estado nutricional e acompanhar sua evolução com o tempo.
3. Mostrar para os pais o crescimento e o estado nutricional da criança para melhor compreensão frente as orientações e possíveis prescrições.

Para uma avaliação adequada, esta deverá ser feita no mínimo três vezes sucessivas em intervalos de tempo compatíveis com a velocidade de crescimento que as crianças apresentam naquela faixa etária.

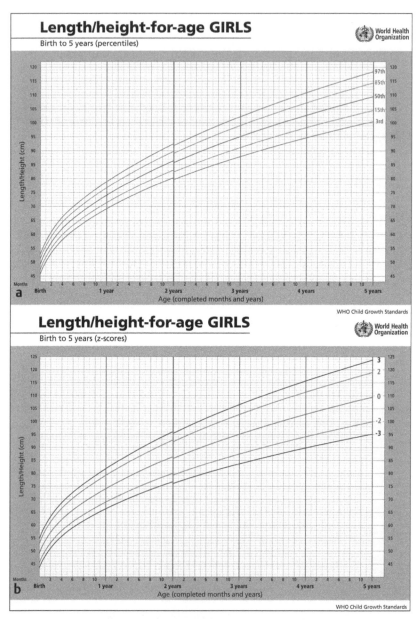

Fig. 7-1. Curvas de crescimento – peso × altura. (**a, b**) Meninas. *(Continua.)*

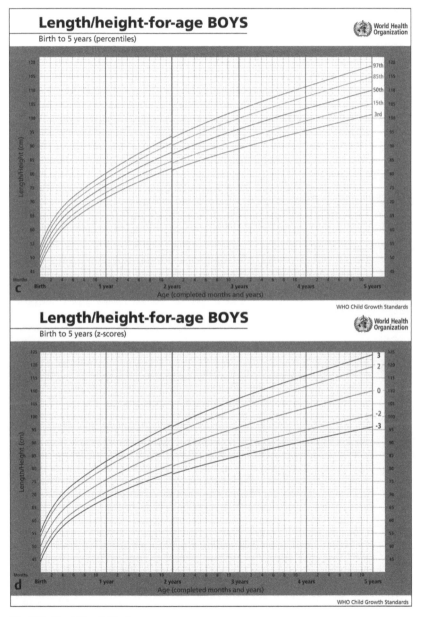

Fig. 7-1. *(Cont.)* (**c, d**) Meninos.

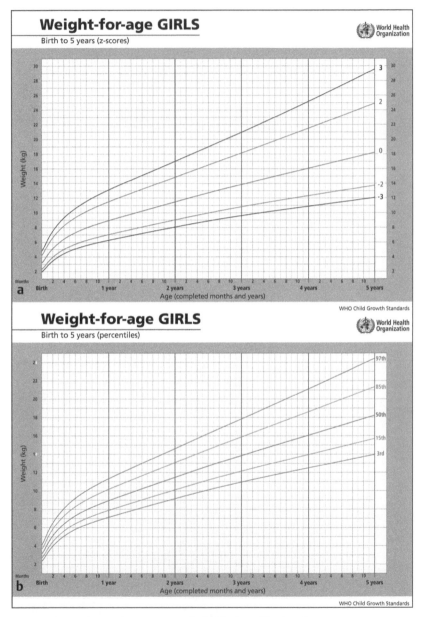

Fig. 7-2. Curvas de crescimento – peso. (**a**, **b**) Meninas. *(Continua.)*

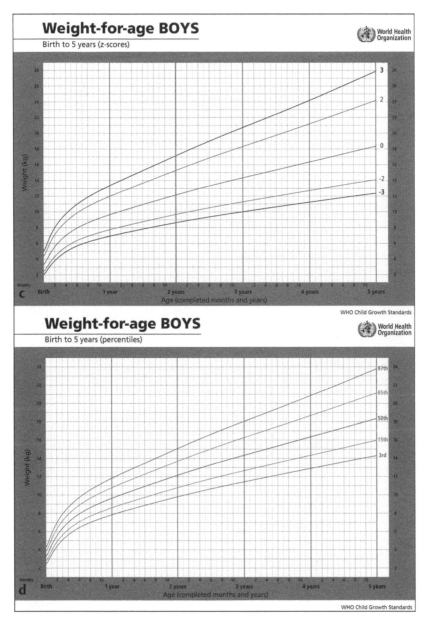

Fig. 7-2. *(Cont.)* (**c, d**) Meninos.

Vale lembrar que os gráficos são apenas mais um elemento de avaliação. Para qualquer diagnóstico definitivo, vale a avaliação clínica completa do profissional médico.

Vamos à interpretação dos valores do peso:

- *Menor que percentil 0,1 ou menor que escore z -3:* peso muito baixo para a idade.
- *Maior ou igual percentil 0,1 e menor que percentil 3 ou maior ou igual escore z -3 e menor que escore z -2:* peso baixo para a idade.
- *Maior ou igual percentil 3 e menor que percentil 97 ou maior ou igual escore z -2 e menor que escore z +2:* peso adequado para a idade.

Agora a interpretação dos valores de corte de estatura por idade:

- *Menor que percentil 3 e menor que escore z -2:* baixa estatura para a idade.
- *Maior ou igual percentil 3 e maior ou igual escore z -2:* estatura adequada para a idade.

BIBLIOGRAFIA

Bertolucci, LHF. Guia de Medicina Ambulatorial e Hospitalar da Unifesp – EPM. Neurologia. Barueri, SP: Editora Manole; 2011.

Guarniero R. Displasia do desenvolvimento do quadril: atualização. Rev Bras Ortop 2010;45(2):116-21.

Organização Mundial da Saúde. Gráficos de crescimento OMS 2006. Disponível em: www.sbp.com.br/departamentos-cientificos/endocrinologia/graficos-de-crescimento/.

Ministério da Saúde (Brasil). Diretrizes da estimulação precoce. Brasília; 2016.

Ministério da Saúde (Brasil). Diretrizes de atenção à pessoa com paralisia cerebral. Brasília, SP: Editora Manole; 2014.

Faculdade de Ciências Médicas. Neuropediatria: conteúdo didático. [Internet]. São Paulo: Unicamp; 2018. Disponível em: www.fcm.unicamp.br/fcm/neuropediatra-conteudo-didatico/exame-neurologico/reflexos-primitivos

da Fonseca CRB, Fernandes TF. Puericultura passo a passo. São Paulo: Atheneu; 2018.

Leone C. Recomendações – Atualização de condutas em pediatria. Departamento Científico SPSP, jul 2018. 85 ed.

DESENVOLVIMENTO NEUROLÓGICO

CAPÍTULO 8

Elizangela Aparecida Barbosa
Paula Cristina Sellan Fukusato

Durante a primeira infância, a criança se apresenta muito receptiva aos estímulos vindos do ambiente, por isso é importante os pais sempre estimularem a criança com a fala certa (não trocando sílabas ou apenas em diminutivos), cantando músicas, deixar ela livre em um tatame com os brinquedos para que possa rolar e alcançá-los, ler e contar histórias desde cedo.

Para entender de uma forma mais didática, dividiremos em duas partes: de 0 a 18 meses e de 2 a 4 anos.

Assim, você entenderá melhor cada fase de evolução do seu bebê.

DESENVOLVIMENTO DE 0 A 18 MESES

A) 1 mês de vida:
- Social: o bebê olha para a mãe e a segue com os olhos, leva as mãos à boca, acalma-se com os sons emitidos pela mãe.
- Verbal: emite vogais curtas, fica alerta quando escuta um som inesperado, tem diferentes tipos de choro que a mãe começa a identificar.

B) 2 meses de vida:
- Já acontece uma interação entre pais e filhos, principalmente entre olhares e sorrisos.
- Social: sorriso responsivo, emite sons e demonstra alegria ou irritação.
- Verbal: emite sons com uma consoante e uma vogal (gaaa), balbucia.

C) Entre 3 e 4 meses de vida:
- O bebê começa a ser ativo com os pais, as cólicas começam a melhorar e até inicia um hábito intestinal.
- Tem início a fase oral, onde o bebê coloca a mão na boca o tempo todo e começa a babar bastante.
- Social: o bebê é reativo a estímulos, sorri e emite sons.
- Verbal: olha quando escuta vozes e conversam com ele, balbucia sons mais longos.

D) Entre 5 e 6 meses:
- Está cada vez interagindo mais com a família e entra em uma fase com muita ansiedade, uma vez que aos 6 meses inicia a introdução alimentar.
- Social: olha quando chamado pelo nome.
- Verbal: balbucia ma, ga, ba, pa.

E) Entre 7 e 9 meses:
- Nessa fase, o bebê começa a estranhar as pessoas com quem não tem contato diário; já entende a palavra "não", tem opiniões próprias para comer e dormir, podendo rejeitar ou aceitar quando sentir necessidade.
- Social: dá tchau, gosta de jogar objetos para outra pessoa pegar.
- Verbal: fala "mama" ou "papa" inespecíficos; olha ao redor com atenção; tenta copiar sons que escuta.

F) 1 ano:
- Social: imita gestos feitos por outra pessoa.
- Verbal: fala "mama" e "papa" olhando para os mesmos; aponta objetos, se comunica também com as mãos.

G) 15 meses:
- Social: consegue levar a comida até a boca.
- Verbal: tem um vocabulário de cinco palavras em média, e já consegue falar a palavra não.

H) 18 meses:
- Social: gosta de montar brinquedos e empilhar blocos.
- Verbal: a fala fica cada vez mais clara, tenta juntar palavras para formar frases.

DESENVOLVIMENTO DE 2 A 4 ANOS

A) Entre 24 e 30 meses:
- Acontece nesse período a adolescência do bebê, quando podem aparecer as temidas "birras", quando a criança se joga no chão apenas por ouvir um não; chora para entrar no banho, mas quando está lá não quer mais sair; quer comer apenas no prato vermelho e não no azul; e assim por diante.
- Esse período é normal, uma vez que a criança está aprendendo que não é mais uma extensão dos pais e sim um ser que tem espaço nesse mundo, e, acredite, seu filho não fará isso para te irritar ou afrontar! Ele faz isso apenas porque ainda não sabe como controlar as suas emoções.
- O capítulo sobre disciplina positiva terá um enfoque maior em como lidar com tais situações.
- Nessa fase também inicia uma seletividade alimentar, onde é preciso ter paciência para variar as apresentações do prato e a persistência em oferecer os alimentos.

- Pode ocorrer uma certa gagueira, que é normal; não se deve interferir, deixe a criança se expressar do jeito dela.
- Mais próximo de 30 meses, a criança inicia sinais de estar se preparando para o desfralde; como exemplo, passar 2 horas com a fralda seca; e também já é capaz de falar se fez xixi ou cocô, ainda que na fralda; ensine a percepção deste ato.
- Pode-se também iniciar o treinamento esfincteriano apresentando o piniquinho, e levando-a até ele com frequência (a cada 30 minutos) para que se acostume com a nova experiência e entenda que aquele é o novo lugar de fazer suas necessidades.
- Social: responde aos comandos verbais, gosta de imitar os adultos.
- Verbal: tem um vocabulário de 20 palavras, fala frases compostas de três palavras.

B) 36 a 42 meses:
- As birras nessa fase estão começando a melhorar, a criança já entende o que são limites e é capaz de estabelecer compromissos. Começa a fazer perguntas como por quê?! Onde vamos?! Quem vai?!
- O desfralde intensifica-se e a criança já pede para ir ao banheiro.
- Social: entretém-se com jogos imitativos e imaginativos.
- Verbal: sabe falar seu nome e o nome dos pais, tem uma linguagem inteligível, sabe falar seu sexo.

C) 48 meses:
- A criança dessa idade se mostra independente, sociável, faladora, perguntadora.
- Controla os hábitos de evacuação e micção, na maioria das vezes, já ocorrido o desfralde noturno; esse deve ser programado quando a criança já passa mais de 10 dias acordando com a fralda seca.
- Social: brinca de faz de conta, veste-se com ajuda.
- Verbal: canta, conta os números, já tem facilidade em formar frases mais extensas.

HIGIENE BUCAL

Mesmo antes do nascimento dos dentes, faz-se uma higiene local passando uma gaze umedecida em água mineral na gengiva após o banho.

Quando ocorre o nascimento do primeiro dente, deve iniciar a escovação dos dentes com pasta e escova. Nesse momento, já é recomendado o uso de pasta de dente com flúor, e o que importa é a quantidade de pasta que será usada.

- Até 2 anos: a quantidade de pasta de dente equivale a um grão de arroz cru.
- Acima de 2 anos: a quantidade de pasta de dente equivale a um grão de ervilha.

Deve-se estimular o uso de fio dental desde cedo para instituir o hábito e completar o processo de higiene bucal; já o enxaguante bucal só deve ser utilizado após os 6 anos.

DICAS PARA AUXILIAR NO DESFRALDE

Com a idade adequada, ou seja, após 2 anos, perceba sinais de que a criança já tem capacidade de controle dos seus esfíncteres; como por exemplo, algumas se escondem em um canto da casa para evacuar, mostrando que têm consciência de suas eliminações.

Inicie o desfralde diurno, escolha uma temperatura adequada (de preferência climas quentes) em uma época tranquila para criança (evite o momento em que irá entrar na escola ou que irá ocorrer alguma grande mudança).

Deixe a criança de cueca ou calcinha para facilitar, use pinicos ou redutores de assento, levando a criança até ele com frequência, comemorando quando ela fez certo, porém se escapar o xixi na calça, não brigue.

O tempo de desfralde varia, não se apavore, pode levar poucos dias como até mais de 1 mês para a criança se acostumar.

Quando o processo de dia estiver consolidado, é hora de partir para o desfralde noturno. Comece reduzindo a ingestão de líquidos noturna e, antes de colocar a criança para dormir, leve-a para fazer xixi. Você pode ter que levá-la de madrugada para ir ao banheiro nas primeiras noites até de 2 em 2 horas para tentar descobrir em que horários a criança costuma urinar; a partir daí, leve somente no horário mais comum e depois ensine como fazer para ir sozinha.

Não se afobe com o desfralde noturno, pois ele pode demorar mais do que imagina para acontecer. Algumas crianças atingem esse controle até 2 anos após o desfralde diurno.

AVALIAÇÃO DA LINGUAGEM ORAL

No Anexo 1 está o protocolo que ilustra bem em quais fases de aquisição da fala a criança deve estar e que até 5 anos e meio deve produzir todos os fonemas da língua portuguesa sem dificuldades. Caso a criança apresente dificuldades em uma ou mais fase, deve-se pedir ajuda com avaliação de um fonoaudiólogo. O quanto antes for essa avaliação será melhor e mais fácil reabilitar e alavancar o desenvolvimento da fala para que as dificuldades das crianças sejam superadas sem atingir as próximas etapas.

ANEXO 1

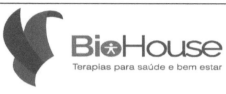

Ficha de Avaliação: Linguagem Infantil

Nome do paciente:_____

Idade:_____ Data de Avaliação:_____

Fonemas

Até os 3 anos:

/p/ Ex.: pato;_____
/b/ Ex.: bola;_____
/t/ Ex.: teto;_____
/d/ Ex.: dedo;_____
/k/ Ex.: casa, quero;_____
/v/ Ex.: vaca;_____
/g/ Ex.: gato, gol;_____
/m/ Ex.: mamãe;_____
/n/ Ex.: nada;_____
/nh/ Ex: ninho;_____
/f/ Ex: feliz;_____

Até os 4 anos:

/s/ Ex.: sapo, céu, escola;_____
/ch/ Ex.: xícara, chuva;_____
/tch/ Ex.: tia;_____
/r/ Ex.: arara;_____
/-R-/ Ex.: porta, amor (dependendo da região);
_____
/-S-/ Ex.: pasta, pastel;_____
/z/ Ex.: zebra, casa;_____
/j/ Ex.: janela, gelo;_____
/dj/ Ex.: dia;_____
/R/ Ex.: rato, carro;_____

Até os 4 anos e 6 meses:

Encontros consonantais com:

/L/ Ex: planta, blusa, placa;_____
/R/ Ex: pranto, trator, preto._____
Obs.:_____
_____
_____
_____

Data: ___/___/___

_____
Assinatura e Carimbo do Profissional

----------------------E.A. Barbosa- Me/CNPJ 15.320.388/001-85----------------------
www.biohouseterapias.com.br

BIBLIOGRAFIA

Hagan JF, Shaw JS, Duncan PM. Guidelines for heath supervision of infants, children and adolescents. 4th ed. Elk Groove Village, IL: American Academy of Pediatrics; 2017. p. 303-53.

Mousinho R, Schimid E, Pereira J, Lyra L, Mendes L, Nóbrega V. Aquisição e desenvolvimento da linguagem: dificuldades que podem surgir no percurso: Artigo de revisão. Rev Psicopedag São Paulo 2008;25(78).

Murahovschi J. Consulta pediátrica no primeiro ano de vida. [Acesso em nov 2017] Disponível em: www.nestlenutrition.org/ country/br/publicações.

da Fonseca CRB, Fernandes TF. Puericultura passo a passo. Atheneu; 2018.

OFTALMOLOGIA NA INFÂNCIA

CAPÍTULO 9

Cristiane Okazaki
Mariana Pissante Wisneski

DESENVOLVIMENTO VISUAL

O desenvolvimento visual acompanha o desenvolvimento dos olhos e do cérebro. Todo recém-nascido nasce com baixa visão, porém o sistema visual desenvolve-se conforme os estímulos visuais aos quais é exposto, assim como o sistema nervoso central. Nas primeiras semanas de vida, há um rápido desenvolvimento, sendo o primeiro ano de vida o período evolutivo de maior importância. Até os 4 anos, há um refinamento do desenvolvimento das funções visuais, que se completa entre 9 e 10 anos de idade.

Além da anamnese de rotina (pré-natal, parto, desenvolvimento geral etc.) durante a consulta de puericultura, recomenda-se perguntar aos pais a respeito do comportamento da criança, ou seja, se direciona o olhar ou responde a estímulos apresentados como objetos ou frente a sorrisos, e se os pais percebem alguma anormalidade. Saber os marcos do desenvolvimento visual normal é fundamental para se avaliar as respostas visuais correspondentes à idade da criança (Quadro 9-1).

A acuidade visual (capacidade de enxergar objetos de perto e de longe com nitidez e detalhes) não é a única função desempenhada pelo sistema visual. Aos 3 meses, a acuidade visual é de 0,1; aos 6 meses, encontra-se em níveis próximos do adulto, sendo que o nível normal é igual a 1,0. As outras funções são:

- Campo visual (área específica na qual os objetos são vistos simultaneamente), que em crianças normais de 3 meses tem em torno de 60°, enquanto aos 6 meses a visão central e a visão periférica desenvolveram-se o suficiente para permitir o campo visual de 180°.
- Adaptação visual (habilidade de se adaptar a diferentes condições de iluminação).
- A visão binocular é resultante da fusão cerebral das imagens captadas pelos dois olhos. A visão binocular permite a visão de profundidade e a visão tridimensional.

Quadro 9-1. Idade e Comportamentos Visuais Esperados até os 3 Anos de Vida

31 semanas gestação	Reflexo pupilar presente
Primeiros dias de vida	Reflexo de piscar com luz forte, fixa e segue lentamente na horizontal objetos grandes e chamativos, discerne objetos de alto contraste
6 a 8 semanas de vida	Faz e mantém contato visual, reage a expressões faciais
3 meses	Desenvolve acomodação e convergência, inicia observação das mãos e faz tentativas de alcance para o objeto visualizado
4 meses	Pode levar a mão em direção ao objeto visualizado e agarrá-lo
5 a 6 meses	Fixa além da linha média, aumento da esfera visual, capaz de dissociar os movimentos dos olhos dos movimentos de cabeça, acuidade visual bem desenvolvida, reconhece a família, amplia o campo visual para 180 graus, movimentos de busca visual são rápidos e precisos
7 a 10 meses	Interessa-se por objetos menores e detalhes, interessa-se por figuras, esfera visual bastante ampliada, busca e reconhece objetos parcialmente escondidos
11 a 12 meses	Orienta-se visualmente no ambiente familiar, reconhece figuras, explora detalhes de figuras e objetos; comunicação visual é efetiva
12 a 24 meses	Atenção visual, aponta para o objeto desejado mesmo que esteja à distância, muda o foco de visão de objetos próximos para distantes com precisão, identifica em si, no outro ou em bonecos as partes do corpo, reconhece o próprio rosto no espelho, reconhece lugares, rabisca espontaneamente
24 a 36 meses	Tenta copiar círculos e retas, constrói uma torre com três ou quatro cubos, percepção de profundidade está quase completa

- Sensibilidade aos contrastes (capacidade que o sistema visual possui em detectar a diferença de brilho entre duas superfícies adjacentes), que é desenvolvida durante os primeiros meses de vida, sendo que aos 3 anos já se assemelha à do adulto.
- Visão de cores (capacidade de distinguir diferentes sombreamentos), que a criança de 2 meses é capaz de discriminar semelhantemente ao adulto, embora precise de cores com mais brilhos.
- Visão tridimensional ou estereoscópica (percepção da posição, cálculo de distância e noção de profundidade dos objetos no espaço).

A visão é responsável por 80% da nossa percepção do mundo; portanto, um atraso no desenvolvimento pode estar relacionado a algum problema visual. Dessa maneira, é importante o encaminhamento para um oftalmologista pediátrico a partir dos 6 meses de vida.

REFRAÇÃO

O exame da refração é um passo importantíssimo do exame oftalmológico, sendo o momento que avaliamos o grau. O exame da criança é diferente do adulto, pois não é necessário que a criança informe o que está enxergando, podemos fazer uma avaliação objetiva e decidir se é necessário o uso de óculos ou não. O ideal é que o bebê passe por uma primeira avaliação aos 6 meses de vida; pois, se tiver algum erro refracional, o diagnóstico e tratamento serão precoces.

A cicloplegia (dilatar a pupila) em crianças é imprescindível para impedir a acomodação (processo que permite focar para perto). Os colírios mais usados são: ciclopentolato a 1% (em menores de 1 ano devemos diminuir a concentração para 0,5% ou usar apenas tropicamida) e tropicamida a 1% separados por um intervalo de 10 minutos. Pode-se usar colírio anestésico antes de instilar os colírios cicloplégicos para diminuir a ardência.

Basicamente temos três tipos de grau. O astigmatismo pode existir em associação à hipermetropia e à miopia, mas miopia e hipermetropia nunca existem juntas num mesmo olho, pois uma é o contrário da outra (Fig. 9-1).

1. *Hipermetropia:* é o olho pequeno, as imagens se formam atrás da retina. Quanto mais perto o objeto, teoricamente mais difícil é para focar. É esperado que as crianças sejam hipermetropes e enxerguem bem por causa da acomodação.
2. *Miopia:* é o olho grande, as imagens se formam antes da retina. Quanto mais longe o objeto, mais difícil é de enxergar. É importante ressaltar que a incidência está aumentando devido ao excesso de atividade de perto (*tablet*/celular/estudo), principalmente em famílias com histórico de miopia maior que 5 graus.
3. *Astigmatismo:* geralmente é gerado pela curvatura da córnea, mais curva em um meridiano do que em outro. Gera distorção da imagem.

É importante ressaltar que as crianças podem ter grau sem qualquer perda ao desenvolvimento visual. Mas, em alguns casos, devemos ficar atentos; pois, quando não corrigidos precocemente, pode resultar em ambliopia.

Cada vez mais o uso de computadores, *tablets* e celulares tem se tornado rotina das nossas crianças, mas o uso excessivo deve ser evitado devido ao risco de miopia infantil. A recomendação é que crianças com menos de 1 ano (segundo a OMS) e 2 anos (segundo a Sociedade Brasileira de Pediatria) de idade não sejam expostas a telas como recreação. Os que estão entre 2 e 5 anos podem usar telas por no máximo 1 hora ao dia, e os maiores de 5 anos no máximo 2 horas ao dia com períodos de descanso a cada 20 minutos.

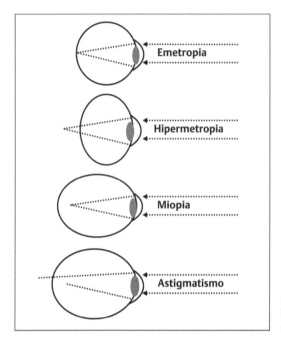

Fig. 9-1. Formação da imagem nos diferentes tipos de grau.

AMBLIOPIA

É a alteração ocular mais comum da infância. Caracteriza-se por baixa acuidade visual uni ou bilateral causada por privação visual e/ou interação binocular anormal sem alterações oculares. Pode ser reversível com tratamento adequado. É causada por estimulação anormal na fase sensível do desenvolvimento visual, que vai do nascimento até os 10 anos.

A ambliopia pode ser estrabísmica, quando um dos olhos é desviado e não há alternância de fixação; assim, a criança não desenvolve a visão deste olho; e pode ser refrativa, quando os olhos são acometidos por graus muito altos de hipermetropia (> 4,00-5,00 D), miopia (> 5,00-6,00 D) e astigmatismo (> 2,00 DC) ou por uma diferença muito grande entre os olhos como > 1,50 D para aniso-hipermetropia, > 2,00 DC para anisoastigmatismo e > 3,00 D para anisomiopia. Há ainda a ambliopia por privação e a causa mais comum e a catarata congênita.

O tratamento consiste em eliminar opacidades, correção refracional sob cicloplegia e oclusão de 2-6 horas do olho com boa acuidade ou penalização deste olho com atropina a 1%. Porém, este último não serve bem para ambliopias por miopização.

ESTRABISMO

Estrabismo é um desalinhamento dos olhos em que um deles pode estar para dentro (esotropia), para fora (exotropia), para cima (hipertropia) ou para baixo (hipotropia). Uma maneira simples de avaliar a presença de estrabismo é posicionar uma fonte de luz na frente da criança e observar a posição do reflexo nas pupilas. No alinhamento correto, (ortotropia) os reflexos estarão não exatamente no centro da pupila, mas um pouco mais perto da borda nasal da pupila (Fig. 9-2).

Existem algumas condições que podem causar uma impressão de estrabismo, mas na verdade os olhos estão alinhados. Por exemplo: epicanto (prega de pele no canto medial que leva à aparência de esotropia), olhos muito próximos (aparência de esotropia), olhos muito separados (aparência de exotropia).

Bebês até os 6 meses de vida podem apresentar uma falta de coordenação no movimento dos olhos, algumas vezes ficando com os olhinhos tortos. Após os 6 meses, não é mais esperado que os olhos desviem, por isso é importante a avaliação de um oftalmologista.

O alinhamento dos olhos é importante não só pela questão estética, mas principalmente pela questão do desenvolvimento visual da criança. As crianças não nascem com a visão completamente madura, e os primeiros anos de vida são extremamente importantes para formar conexões entre os olhos e o sistema nervoso central.

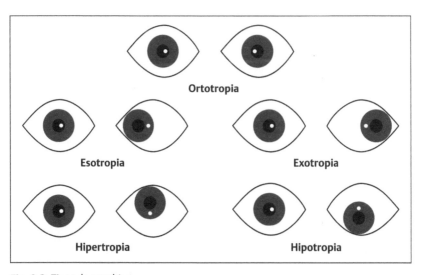

Fig. 9-2. Tipos de estrabismo.

O cérebro das crianças possui uma grande plasticidade, ou seja, é capaz de se adaptar a muitas situações. Por exemplo: quando um adulto tem um desvio súbito dos olhos, tem diplopia (visão dupla) enquanto permanecer com o olho desviado; já uma criança pequena (até 7-8 anos), quando apresenta estrabismo, tem visão dupla por pouco tempo, pois o cérebro suprime (apaga) a imagem do olho desviado.

A ambliopia, popularmente conhecida por "olho preguiçoso", surge de situações em que há supressão e a visão não se desenvolve adequadamente.

O tratamento do estrabismo é individualizado para cada caso, mas é sempre necessário o exame de refração (grau), pois alguns tipos de estrabismo são corrigidos unicamente com os óculos (esotropia acomodativa). O uso do tampão é importante nos casos em que é constatada a ambliopia e há também o tratamento cirúrgico. Não podemos esquecer que também é necessário descartar causas neurológicas.

LACRIMEJAMENTO

A queixa de lacrimejamento e secreção ao acordar é muito frequente na infância e pode ter muitas causas, como uma irritação ocular, corpo estranho intraocular, conjuntivites, alergias, e até uma obstrução congênita da via lacrimal, uni ou bilateral.

Oftalmia Neonatal (Conjuntivite do Recém-Nascido)

A conjuntivite neonatal pode ser química, quando acontece algumas horas após a instilação de um colírio usado para profilaxia como o nitrato de prata. Neste caso, a conjuntivite tem resolução espontânea em 24 a 36 horas e o uso apenas de lágrimas artificiais é suficiente.

Em casos que se iniciam após dias do nascimento, devemos desconfiar de conjuntivites infecciosas como a secundária à *Neisseria gonorrhoeae*, que em geral inicia-se dentro de 3-4 dias após o nascimento apresentando secreção copiosa e que pode evoluir para úlcera de córnea e até perfuração. O diagnóstico se dá por meio da visualização de diplococos Gram-negativos intracelulares na coloração gram. Neste caso, deve-se realizar a internação hospitalar do paciente e exame físico cuidadoso para detecção de infecção sistêmica e tratamento com ceftriaxona 20 a 50 mg/kg/IV. Todos os recém-nascidos com este diagnóstico devem ser tratados para infecção por clamídia também, bem como sua mãe e parceiros sexuais.

Quando a conjuntivite instala-se dentro da primeira e segunda semana de vida com hiperemia e edema leve, deve-se desconfiar de conjuntivite por *Chlamydia trachomatis*, que é vista por meio da coloração de Giemsa. Em caso de confirmação diagnóstica, deve-se prescrever xarope de eritromicina 50 mg/kg/dia por 14 dias e tratar mãe e seus parceiros sexuais com azitromicina 1 g em dose única.

OFTALMOLOGIA NA INFÂNCIA

Ainda podem ser visualizados em lâminas de raspados bactérias como estafilococos, estreptococos, espécies Gram-negativas e herpes-vírus simples.

Obstrução Congênita do Ducto Nasolacrimal

Geralmente, o lacrimejamento e o material mucopurulento úmido nos cílios iniciam-se nos primeiros 1 a 2 meses de vida. Além disso, a criança pode apresentar eritema da pele circundante, conjuntivite recorrente, e até celulite e dacriocistite.

O desenvolvimento da via lacrimal termina nas últimas semanas de gestação e algumas crianças nascem com uma membrana não perfurada na extremidade distal da via lacrimal. Nesses casos, devemos excluir outras causas de lacrimejamento, tais como conjuntivite e glaucoma congênito (quando acompanhado de aumento do diâmetro corneano, opacificação da córnea, fotofobia ou buftalmo). Podemos também palpar o saco lacrimal e avaliar refluxo de secreção ou ainda instilar colírio de fluoresceína no olho com suspeita de obstrução e procurar a fluoresceína na cavidade nasal ou oral após 10 minutos.

Quando confirmado o diagnóstico de obstrução de via lacrimal, os pais devem ser orientados a fazer pressão digital no saco lacrimal quatro vezes ao dia. Com esse tratamento, a maioria dos casos abre-se espontaneamente até 1 ano de vida, por isso a sondagem cirúrgica da via deve ser considerada após essa idade ou antes apenas se houver dacriocistite aguda e dacriocistocele. Em geral, uma sondagem é suficiente, mas podem ser necessárias sondagens repetidas, intubação ou até dacriocistorrinostomia.

Conjuntivite Viral

É uma conjuntivite aguda cujos sintomas são prurido, lacrimejamento, sensação de corpo estranho, histórico recente de infecção do trato respiratório ou contato com doente. No exame físico, podemos ter secreção, edema palpebral, hemorragias subconjuntivais, membrana ou pseudomembrana, e linfonodos pré-auriculares dolorosos. O adenovírus é o agente mais comum e é autolimitante, sendo normal a piora nos primeiros 4 a 7 dias, podendo não melhorar por 2 ou 3 semanas, ou mais.

A conjuntivite viral é muito contagiosa e é transmitida pelo contato. Então, os pacientes devem ser orientados a separar toalhas e roupas de cama, lavar frequentemente as mãos e evitar beijos no rosto, bem como contato direto muito próximo da área dos olhos. O tratamento deve ser com compressas geladas e lubrificantes. Anti-histamínicos como a epinastina podem ser recomendados caso o prurido seja muito intenso.

Conjuntivite Alérgica (Sazonal ou Perene)

Acomete indivíduos com histórico de rinite alérgica e asma, afetando principalmente adultos jovens e previamente sensibilizados a aeroalérgenos que se ligam à IgE. Ocorrem episódios sazonais de prurido e hiperemia conjuntival. O tratamento engloba evitar alérgeno, higiene ambiental, compressas frias e lubrificantes.

Pode-se usar anti-histamínico tópico (emedastina) duas ou três vezes por dia por até 15-30 dias. Em crises persistentes, pode entrar com estabilizador de mastócitos (ação 10-15 dias após início). Nos casos leves, também pode-se usar AINEs, como o cetorolaco de trometamina 0,5, quatro vezes por dia. A dessensibilização não funciona para o quadro ocular.

A evolução é benigna e autolimitante, não havendo envolvimento da córnea. Medicamentos apenas se sintomas forem mais importantes.

Ceratoconjuntivite Primaveril

Exacerbações sazonais (primavera e verão, clima quente e seco) acometem principalmente meninos entre 2 e 10 anos de idade com histórico de atopia. Geralmente tem resolução espontânea na puberdade.

O quadro clínico cursa com lacrimejamento, sensação de corpo estranho, fotofobia e secreção mucosa. Pode apresentar papilas gigantes, úlceras de córnea em escudo (devido ao desenvolvimento de papilas gigantes) e secreção mucosa espessa.

Tratamento com lubrificante, corticoide em altas doses, remoção das placas de fibrina, medidas ambientais, compressas geladas, estabilizadores de mastocitos e antialérgicos.

Queimadura Química

Em caso de qualquer substância química que caia dentro dos olhos de uma criança, o tratamento com lavagem copiosa deve ser realizado com soro fisiológico ou com água potável na falta deste. Nunca se deve usar soluções ácidas para neutralizar álcalis, ou vice-versa. Os fórnices conjuntivais devem ser limpos com cotonete umedecido para remover partículas e em alguns casos se faz necessário o debridamento ou remoção cirúrgica.

Após a lavagem inicial, o paciente deverá ser submetido a um exame oftalmológico para avaliar a intensidade da queimadura e a partir daí avaliar o tratamento a ser instituído, que pode ser com lágrimas artificiais, antibióticos tópicos e orais, corticoides e, em casos mais graves, até cirurgia.

LEUCOCORIA

Normalmente o reflexo dos olhos, quando batemos uma foto com *flash* ou quando incidimos uma luz diretamente nos olhos, deve ser vermelho. Quando um dos reflexos, ou ambos, fica ausente, um médico oftalmologista deve ser procurado, pois pode estar relacionada a doenças como retinoblastoma, catarata congênita, entre outras.

OFTALMOLOGIA NA INFÂNCIA

- **Retinoblastoma:** é um tumor maligno de retina, pode ser uni, bilateral ou multifocal, e seu diagnóstico costuma ser feito entre 12 e 24 meses de idade.
- **Toxocaríase:** corresponde a uma infecção intraocular por *Toxocara*, que pode ocasionar uma lesão grande branca na retina. A infecção pode ser congênita, adquirida no período pré-natal ou ainda após o nascimento.
- **Doença de Coats:** é uma anormalidade vascular na retina que resulta em descolamento de retina ou exsudato sub-retiniano. Mais comum em meninos, raramente é bilateral e não tem histórico familiar.
- **Persistência da vasculatura fetal:** consiste em uma proliferação glial e vascular anormal e progressiva, pode apresentar catarata ao nascimento ou nos primeiros anos de vida. Raramente bilateral e sem histórico familiar.
- **Catarata congênita:** é uma opacidade de cristalino presente ao nascimento. Pode ser bilateral e, neste caso, o bebê pode apresentar-se visualmente desatento. Quando a catarata é unilateral, o olho envolvido pode ser menor. A catarata pode ser hereditária, secundária a galactosemia, infecção congênita por rubéola, síndrome de Lowe, entre outros; mas a mais comum é a idiopática. O tratamento deve ser em alguns dias ou semanas após a descoberta para evitar ambliopia irreversível.

Na maioria dos casos, um exame oftalmológico consegue chegar a um diagnóstico da leucocoria, mas alguns exames como ultrassom, tomografia e ressonância podem ajudar na investigação para avaliar achados de determinadas patologias, tais como calcificações intraoculares.

BIBLIOGRAFIA

Bicas HEA, Souza-Dias CR, Almeida HC. Estrabismo. 3. ed. Rio de Janeiro: Guanabara Koogan; 2013.

Brasil. Ministério da Saúde. Secretaria de Atenção à Saúde. Diretrizes de estimulação precoce: crianças de zero a 3 anos com atraso no desenvolvimento neuropsicomotor / Ministério da Saúde, Secretaria de Atenção à Saúde. – Brasília: Ministério da Saúde; 2016.

Examination: Specific elements. In: Pediatric Ophthalmology and Strabismus. American Academy Of Ophthalmology; 2014-2015.

Fernandes LC. Estimulação Visual. In: Lima CLA, Fonseca LF. Paralisia cerebral. Rio de Janeiro: Guanabara Koogan; 2004. p. 371-397.

Helveston EM, Ellis FD. Pediatric Ophthalmology Practice. 2nd ed. St Louis: Mosby; 1984.

Hofling-Lima AL, Costa EF. Como se desenvolve a visão. In: Saúde ocular e prevenção da cegueira. Rio de Janeiro: Cultura Médica; 2009. v. 1, p. 9-14.

Hoyt CS, Taylor D. Pediatric Ophthalmology and Strabismus. 4th ed. Ambsterdã: Elsevier; 2013.

Isenberg SJ. The Eye in Infancy. 2. ed. St Louis: Mosby-Year Book; 1994.

Lanzelotte V. Detecção precoce de alterações visuais: papel do pediatra. Rev Pediat SOPERJ. 2011;12(Suppl 1)(1):40-46.

Lueder GT. The association of neonatal dacryocystoceles and infantile dacryocystitis with nasolacrimal duct cysts (na American Ophthalmological Society thesis). Trans Am Ophthalmol Soc 2012;110:74-93.

Nakanami CR, Belfort Jr R, Zin A. Oftalmopediatria. São Paulo: Roca; 2010.

Nelson LB, Olitsky SE. Harley's Pediatric Ophthalmology. 6th ed. Philadelphia: Lippincott Williams & Wilkins; 2014.

Pediatric Eye Disease Investigator Group. A randomized trial comparing the cost-effectiveness of 2 approaches for treating unilateral nasolacrimal duct obstruction. Arch Ophthalmol 2012;130(12):1525-1533.

Souza-Dias CR, Goldchmit M. Souza-Dias CR, Goldchmit M. Os estrabismos: teoria e casos comentados. Rio de Janeiro: Guanabara Koogan; 2011.

Teller DY. First glances: the vision of infants. The Friedenwald lecture. Invest Ophthalmol Vis Sci 1997;38(11):2183-2203.

Wilson ME, Saunders RA, Trivedi RH. Pediatric Ophthalmology. Berlim: Springer; 2009.

PRONAÇÃO DOLOROSA

CAPÍTULO 10

Ivo Zulian Neto

A pronação dolorosa é um deslocamento que ocorre na articulação do cotovelo em crianças com idade entre 5 meses e 5 anos, com incidência ligeiramente maior no membro superior esquerdo e no sexo feminino. E não é raro vermos pais segurando crianças pelas mãos. Uma atitude aparentemente inocente, mas que pode acarretar uma lesão que causa, temporariamente, dor, desconforto e perda da função do membro (Fig. 10-1).

Para entendermos como esta condição ocorre, precisamos falar um pouco sobre a anatomia do membro superior: o úmero é o osso do braço; e o rádio e a ulna são os ossos do antebraço. A junção entre eles é o cotovelo. Os movimentos resultantes da articulação entre o braço e o antebraço são a flexão e a extensão. Já os movimentos produzidos pela articulação entre os ossos do

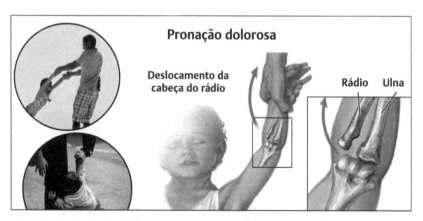

Fig. 10-1. Percepção do deslocamento na pronação dolorosa. (Fonte: https://drmarciosilveira.com/pacientes/wiki/pronacao-dolorosa-o-que-fazer-quando-acontecer/#lg=1&slide=0. Acesso em 20/10/2019.)

antebraço – rotação do rádio sobre a ulna – são a pronação (voltar a palma da mão para baixo ou para trás) e a supinação (voltar a palma da mão para cima ou para frente).

A estabilidade proximal (na altura do cotovelo) entre esses dois ossos é garantida por uma estrutura chamada ligamento anular, que em crianças possui uma maior elasticidade e por isso pode não cumprir sua função em algumas situações (Fig. 10-2).

Pais e filhos caminham de mãos dadas. Não apenas um gesto de carinho, esse ato também significa proteção. Às vezes, em algumas situações de risco, quando a criança tropeça e vai cair, ou vai atravessar uma rua, os responsáveis a seguram subitamente pelo braço. A situação pode ocorrer também em uma brincadeira inocente como balançá-la pelos braços ou até em um gesto de repreensão a uma birra.

Uma tração sobre os braços da criança segurando pelos punhos pode levar a uma extensão súbita do cotovelo, causando uma subluxação (deslocamento parcial) da cabeça do rádio (porção inicial do rádio que se articula com o úmero e a ulna) e uma interposição de tecidos que circundam o cotovelo, o que impede o retorno da cabeça do rádio para a sua posição original.

A criança poderá ficar chorosa inicialmente, e depois assumirá uma posição em que não sinta dor – geralmente cotovelo em extensão (esticado) e antebraço em pronação (palma da mão virada para trás). Deixará de utilizar o membro afetado para qualquer atividade, mantendo-o junto ao corpo, o que deixa os pais assustados. Nas crianças mais novas, geralmente não se consegue localizar a queixa (ombro, cotovelo ou punho).

O atendimento deve der realizado por médico ortopedista que, além de saber a manobra correta de redução, está capacitado a descartar outras lesões potencialmente mais graves.

O diagnóstico é feito por meio da história e exame físico. Normalmente, não é necessário nenhum exame de imagem, exceto se a condição vier associada a história de trauma no membro. O tratamento é simples, e a pronação dolorosa não traz sequelas. Geralmente, a criança recupera os movimentos do braço em poucos minutos. Se a dor persistir, pode significar uma pequena lesão ligamentar; nesse caso, é necessária a colocação de uma tala gessada até a cicatrização, o que leva cerca de 1 semana. Analgésicos não costumam ser necessários, mas podem ser empregados em caso de dor persistente.

A pronação dolorosa é uma condição benigna, que geralmente desaparece por volta dos 5 anos de idade com o amadurecimento do ligamento anular, que torna-se capaz de restringir o deslocamento anormal da cabeça do rádio.

O surgimento do primeiro episódio não significa, necessariamente, que ocorrerá sempre, porém a melhor maneira de prevenir é evitar puxar a criança pelos braços.

PRONAÇÃO DOLOROSA

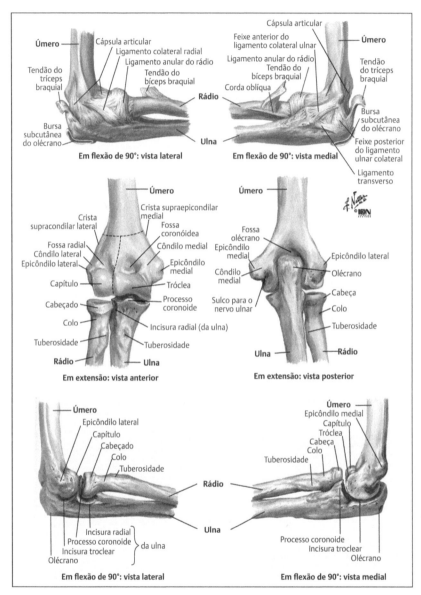

Fig. 10-2. Vistas do cotovelo em flexão. (Fonte: Netter FH. Atlas de anatomia humana. 6. ed. Rio de Janeiro: Elsevier; 2015.)

DISCIPLINA POSITIVA – UM NOVO OLHAR SOBRE A EDUCAÇÃO DOS FILHOS

CAPÍTULO 11

Marcela Ferreira de Noronha

A Disciplina Positiva é uma filosofia de educação que busca extrair o melhor de cada indivíduo por meio do respeito mútuo e de um equilíbrio entre firmeza e gentileza ao mesmo tempo, sem punições, castigos ou recompensas.

Ninguém nos ensina a ser mãe ou pai, a lidar com o outro e a comunicar de forma efetiva. Não existem cursos e educamos baseados nos instintos e exemplos, bons ou maus, que tivemos ao longo da vida. Hoje, com um vasto acesso à informação, sabemos por intermédio de estudos que o caminho do meio é o mais eficiente. A Disciplina Positiva nos traz ferramentas para que possamos manter uma parentalidade chamada autoritativa ou democrática, que nos dias atuais é considerada a mais eficaz comparadas aos estilos educacionais permissivos ou autoritários.

A Disciplina Positiva foi desenvolvida por Jane Nelsen, educadora, terapeuta familiar, mãe de sete filhos, avó de 22 netos e bisavó de 13 bisnetos, e é baseada na filosofia e ensinamentos de Alfred Adler, psiquiatra contemporâneo de Sigmund Freud, e seu discípulo Rudolf Dreikurs, psiquiatra e educador.

Alfred Adler acreditava, já em 1900, que todas as pessoas têm direitos iguais a respeito e dignidade e, juntamente com Rudolf Dreikurs, construiu as bases da psicologia comportamental moderna, entendendo que todos têm necessidade de se sentirem aceitos, úteis e pertencentes. Por isso, a Disciplina Positiva tem como objetivo fazer com que as crianças desenvolvam senso de conexão, colaboração e capacidade de aprender novas habilidades sem medo de errar.

Normalmente, a palavra disciplina nos remete ao ato de educar por meio de punição ["Vou *disciplinar* essa criança!"]; contudo, tem origem no latim e significa ensinar ou aprender. A Disciplina Positiva traz uma forma de aprender positivamente; afinal, parafraseando a autora Jane Nelsen, "De onde tiramos a ideia absurda de que para levar uma criança a agir melhor precisamos antes fazê-la se sentir pior?". Agimos melhor quando estamos nos sentindo bem.

Os castigos e punições realmente funcionam a curto prazo na grande maioria das vezes, mas a longo prazo geram revolta, resistência, problemas de autoestima e medo de errar. A Disciplina Positiva acredita que os erros são ótimas oportunidades de aprendizado quando nos responsabilizamos por nossos atos e procuramos soluções para corrigir o que foi feito sem culpa ou vergonha.

A permissividade também não é a solução, pois leva para baixo o limiar de frustração e gera falta de responsabilidade, de confiança e de bom julgamento. A criança torna-se mimada, dependente dos outros, e se acha merecedora de todos os privilégios. É importante que haja gentileza no sentido de conexão, sem permissividade.

Todos os pais, mães, cuidadores e educadores querem que as crianças cresçam e desenvolvam algumas características e habilidades de vida. Não importa qual a cultura ou lugar do mundo onde estão inseridos, a lista é sempre muito parecida:

- Responsabilidade.
- Independência.
- Empatia.
- Resiliência.
- Respeito próprio e pelo outro.
- Bom humor.
- Aceitação.
- Compaixão.
- Honestidade.
- Alegria.
- Integridade.
- Autoestima saudável.
- Cooperação.
- Inteligência emocional.
- Habilidades em resolver problemas.
- Interesse em aprender.
- Curiosidade.
- Paciência.
- Autocontrole.

Pode-se acrescentar à lista qualquer outra característica que considerar importante. Ela funciona como uma bússola apontando o Norte. É necessário ter em mente onde queremos chegar para saber que caminho percorrer.

Para ajudar as crianças a se tornarem os adultos que sonhamos, a Disciplina Positiva possui **conceitos básicos** descritos a seguir:

FIRMEZA E GENTILEZA AO MESMO TEMPO

Ser gentil elimina os efeitos de ser firme demais, como insegurança, rebeldia, ressentimento e baixa autoestima, na mesma medida em que ser firme elimina

DISCIPLINA POSITIVA – UM NOVO OLHAR SOBRE A EDUCAÇÃO DOS FILHOS **123**

os problemas de ser muito gentil, como permissividade, manipulação, mimo e autoestima prejudicada. Quando somos firmes e gentis ao mesmo tempo, conseguimos reunir todas as melhores qualidades de cada um dos estilos parentais e ensinamos as crianças a ter autocontrole, respeito, independência e confiança, a solucionar problemas e muitas outros pontos positivos para a construção da personalidade.

RESPEITO MÚTUO
As crianças têm os mesmos direitos que os adultos a respeito e dignidade. Isso não significa que elas podem fazer o que querem, mas sim que devem ser respeitadas como seres humanos.

O respeito mútuo, segundo a Disciplina Positiva, baseia-se em três pilares: ter fé nas suas habilidades e nas dos outros, interesse no ponto de vista dos outros tanto quanto em nossos próprios, e vontade de assumir responsabilidade e consciência pela sua própria contribuição para o problema.

EMPATIA
A empatia é a arte de se colocar no lugar do outro e, assim, entender a perspectiva/ações da outra pessoa. Tente se colocar no lugar da criança e, então, entender o porquê do comportamento ou situação.

Toda criança que está com um comportamento não adequado (fazendo birra, xingando, batendo, não obedecendo, retrucando) está na verdade tentando comunicar algo de forma inadequada. Ao entender o verdadeiro motivo que leva ao comportamento e não apenas tentar corrigir o comportamento em si, mergulhamos no mundo da criança e ficamos mais aptos a ajudá-la a se comunicar de forma adequada.

FOCO EM SOLUÇÕES
Quando focamos o problema, normalmente formulamos consequências punitivas e concentradas no passado com intuito de fazer as crianças sofrerem por seus erros. Por outro lado, quando o foco está no que podemos fazer para solucionar os problemas ou para que eles não se repitam, criamos soluções, ensinamos responsabilidade e proporcionamos oportunidade de aprendizado.

Durante o processo de procurar por soluções, é fundamental contar com a ajuda das crianças, que são participantes ativas no processo de educar e podem dar sugestões incrivelmente boas. Quando as crianças participam do processo, os sensos de conexão e de pertencimento aumentam, por isso elas tendem a colaborar mais e resistir menos.

É importante que estas soluções sejam:

- *Úteis:* irão auxiliar a resolver o problema em questão.
- *Razoáveis:* são possíveis de serem realizadas.

- *Relacionadas ao problema:* se a solução encontrada não estiver relacionada ao problema, ela será uma punição.
- *Respeitosas:* é importante que haja respeito próprio, pela criança e pelas regras do ambiente em que o problema está inserido.

Isso diminui as brigas por poder e faz com que os problemas desapareçam efetivamente sem precisar adicionar culpa ou vergonha. Todos saem ganhando.

O foco da disciplina tradicional é ensinar as crianças o que não fazer, enquanto o foco da Disciplina Positiva é ensinar as crianças o que fazer e convidá-las a pensar em soluções para os problemas com respeito, empatia e responsabilidade.

ERROS SÃO ÓTIMAS OPORTUNIDADES DE APRENDIZADO

Sim, errar é humano e a perfeição nunca existirá! Porém, focar o que aprendemos com os nossos erros em vez de focar o quanto aquilo foi ruim ou impróprio e acordar no dia seguinte dispostos a fazer melhor é o que vale!

TEMPO POSITIVO: NÃO TOME DECISÕES DE CABEÇA QUENTE!

No cérebro, o sistema límbico processa as emoções e guarda nossas memórias. Na porção final do sistema límbico, estão localizadas as amígdalas, responsáveis pelos instintos mais primitivos do ser humano – lutar e fugir. Elas são o centro que identifica o perigo.

O córtex pré-frontal termina sua formação entre 24 e 26 anos de vida e é a parte do cérebro responsável por:

- Tomar as decisões pensadas e conscientes.
- Identificar e compreender as emoções do outro.
- Manter a calma e fazer escolhas.
- Agir conforme a moral e a ética.

Quando estamos com raiva ou estressados, o córtex pré-frontal se desconecta do sistema límbico, ficando inativado. Com isso, continuamos a sentir as emoções, mas não temos a habilidade de tomar atitudes conscientes para resolver problemas. É por isso que nessas situações literalmente "perdemos a cabeça", surtamos e tomamos decisões das quais provavelmente nos arrependeremos no futuro.

Quando estamos com raiva ou estressados não tomamos a melhor decisão possível para o momento, por isso a Disciplina Positiva ensina adultos e crianças a dar um "tempo positivo" para se acalmarem antes de agir, pois quando nos sentimos melhor podemos agir melhor.

Para ajudar o córtex pré-frontal a se reconectar com o sistema límbico, algumas técnicas de respiração profunda, dar uma volta no bairro, ler um livro, meditar ou mesmo praticar um pouco de atividade física podem ser

DISCIPLINA POSITIVA – UM NOVO OLHAR SOBRE A EDUCAÇÃO DOS FILHOS **125**

boas opções. Assim, quando perceber que está chegando no seu limite, pare e reconecte-se antes de agir.

APRENDA A ENCORAJAR

Muitos pais sabem elogiar, mas poucos sabem encorajar. O elogio pode ser bom se usado em algumas ocasiões especiais, mas se usado de maneira repetitiva inspira dependência em relação aos outros e problemas com autoestima. O encorajamento desenvolve autoconfiança e autonomia, pois é o processo/ esforço que levou ao resultado que é exaltado. Além disso, funciona em situações em que o resultado esperado tenha sido ruim, como por exemplo um mau resultado em uma prova, e auxilia a pessoa a superar e encontrar uma solução adequada para que o fato não se repita sem culpa ou vergonha.

Uma criança que está apresentando um mau comportamento na verdade está querendo dizer: "Eu só quero ser aceita, só não sei como expressar isso de uma forma adequada", ou seja, ela está desencorajada. Quando entendemos esse "código", podemos redirecionar a criança para acabar com o desencorajamento e, com isso, acabar com a motivação que leva ao mau comportamento.

Uma criança que é muito elogiada desenvolve uma mentalidade fixa, ou seja, acredita que é do jeito que é e que não pode mudar, melhorar ou aprender novas habilidades porque ou o indivíduo tem a sorte de nascer com uma certa aptidão ou o azar de não ser contemplado por ela. Pessoas com a mentalidade fixa têm medo de errar e arriscar, e tendem a ser adultos sem sucesso. Já a criança que é encorajada ao longo da vida desenvolve uma mentalidade de crescimento e acredita que com esforço, treino e perseverança tudo pode ser alcançado. Quem tem uma mentalidade de crescimento acredita que as pessoas não "são" de um jeito ou de outro, mas sim que "estão" e, por isso, se quiserem podem mudar a situação. A mentalidade de crescimento leva ao equilíbrio emocional, felicidade e sucesso tanto pessoal quanto profissional.

Existem três tipos de encorajamento:

1. *Descritivo:* os encorajamentos descritivos começam em geral com "Eu notei..."
2. *Apreciativo:* os encorajamentos apreciativos em geral começam com: "Eu aprecio..." ou "Eu agradeço..." ou "Obrigado por..."
3. *Empoderador:* os encorajamentos empoderadores começam com: "Eu sei que você vai...", "Eu tenho fé que você" ou "Eu confio em você para..."

Para saber se as colocações feitas são elogios ou encorajamento, vale a pena refletir sobre os seguintes pontos, levando em conta que as primeiras reflexões estão voltadas ao elogio e em seguida as orientações estão voltadas ao encorajamento:

- Está frase está pautada na dependência da avaliação dos outros ou inspira autoavaliação?

- Estou sendo condescendente ou respeitoso?
- Estou vendo apenas o meu próprio ponto de vista ou levando em consideração o ponto de vista da criança (empatia)?

E por último e mais importante: pense se faria o mesmo comentário a um amigo, pois em geral tendemos a fazer encorajamentos aos nossos amigos.

Qual o melhor momento para começar a aplicar os conceitos da Disciplina Positiva? O melhor momento é agora! Não importa se a criança ainda é um bebê recém-nascido ou um adolescente rebelde. As oportunidades para ensinar são, justamente, quando estamos lidando com as situações difíceis do dia a dia, como crises de birra, discussão, falta de obediência, tapas, chutes, mordidas, gritos, impaciência, dificuldades com alimentação, problemas com sono e tantos outros.

Para começar a ensinar as habilidades e características de vida tão importantes para a formação do indivíduo devemos ter em mente três aspectos fundamentais:

1. Nós somos o modelo e o exemplo.
   - Só conseguimos ensinar o que sabemos fazer. Não conseguimos ensinar paciência por meio de impaciência, ou bom humor por meio de mau humor, ou respeito por meio de gritos ou... Dito isso, é importante refletirmos o que precisamos melhorar em nós mesmos antes de estarmos aptos a ensinar.
2. Treinamento é fundamental.
   - Não aprendemos contas de adição, subtração, multiplicação e divisão na primeira vez que alguém nos explicou. Precisamos ser apresentados várias vezes e de vários modos diferentes até o conhecimento sedimentar e ficar gravado na nossa mente. O comportamento acontece da mesma forma. Não é porque a criança não aprendeu na primeira tentativa que ela não aprenderá mais.
3. Leve em consideração o estágio de desenvolvimento da criança e entenda o que é esperado para cada idade.
   - Não adianta tentar ensinar uma criança de 3 meses a andar, pois ela não tem desenvolvimento neurológico para isso. O mesmo vale para o comportamento. Entenda o desenvolvimento infantil e saiba o que esperar em cada fase.

Mas as crianças de antigamente se comportavam tão bem, por que mudar agora?

Precisamos levar em consideração que a sociedade mudou. O modelo patriarcal, no qual reinava a superioridade × inferioridade, tendo em vista que o homem era o chefe da casa e sustentava a família, a mulher obedecia cegamente às ordens dadas sem refutar ou questionar e os filhos tinham isso como exemplo, não existe mais. A sociedade moderna tem famílias em que as

DISCIPLINA POSITIVA – UM NOVO OLHAR SOBRE A EDUCAÇÃO DOS FILHOS **127**

mulheres sustentam os lares, homens e mulheres dividem igualmente despesas e tarefas domésticas, existem lares homoafetivos, pais divorciados, entre tantos outros. Nos dias atuais, somos questionadores e curiosos e acreditamos que todos merecem ser ouvidos. Os modelos de submissão e obediência não fazem mais sentido, por isso não funcionam mais. Nas sociedades modernas, procuramos por líderes com tendência a engajar toda a comunidade por meio do respeito, responsabilidade, espaço para ideias, colaboração e cooperação, que vejam as diferenças como pontos fortes, foquem a resolução de problemas e sejam empáticos. Por isso, hoje os modelos de educação que buscam gentileza e firmeza ao mesmo tempo, como a Disciplina Positiva, são tão efetivos.

A partir dos conceitos básicos e com objetivo de desenvolver as habilidades e características de vida, a Disciplina Positiva desenvolveu várias ferramentas para uso diário e durante momentos difíceis. Ao todo são 52 ferramentas para serem escolhidas de acordo com cada situação. Algumas delas são:

- Perguntar × mandar:
  - Quando nosso cérebro recebe uma ordem, tende a resistir; mas, quando recebe uma pergunta, busca por uma resposta instigando a cooperação e diminuindo a resistência.
- Elaboração de rotinas:
  - Com a ajuda das crianças, crie rotinas. As rotinas deixam as crianças com maior senso de segurança e previsibilidade, facilitando o dia a dia.
- Escolhas limitadas:
  - Empodere as crianças oferecendo escolhas. Fale o que você precisa, dê duas opções para que a criança possa escolher e termine dizendo "Você decide!".
  - Exemplo: É hora do banho, de fazer a lição, de sair de casa. Você quer ir andando ou pulando? Você decide!
- Distrair e redirecionar:
  - Em vez de dizer o que "não fazer", redirecione mostrando o que "fazer". Isso funciona muito bem com crianças pequenas.
- Tarefas domésticas:
  - Está provado em muitos estudos que crianças que contribuem com as tarefas domésticas são mais independentes, colaborativas e capazes. Procure selecionar tarefas de acordo com o desenvolvimento individual de cada um.
- Sinais não verbais:
  - Os pais possuem o hábito de falar, falar e falar. Um sinal não verbal, como apontar para o relógio para pedir agilidade, apontar para os sapatos que precisam ser guardados ou algum outro sinal combinado previamente com a criança, pode ser mais efetivo do que mil palavras.
- Pequenos passos:
  - Ensine por partes, dividindo as tarefas em pequenos passos para que as crianças experimentem o sucesso e mantenham-se interessadas em aprender.

- Decida o que você vai fazer:
  - Planeje o que você irá fazer e comunique a todos previamente. Aja conforme o que você decidiu.
  - Exemplo: Servirei o jantar entre as 19 e 20 horas. Após esse horário, retirarei tudo da mesa e quem não jantou não poderá mais comer.
- Escuta ativa:
  - Ouça o que seus filhos têm a dizer sem julgar, defender ou explicar nada.
- Conexão antes de correção:
  - Crie uma proximidade por meio da conexão antes da correção. Não prestamos atenção e nem estamos dispostos a fazer nada se não estamos conectados.
  - O melhor exemplo é: "Eu te amo e a resposta é não".
- Roda das escolhas:
  - Sente-se junto das crianças. Em uma folha de papel, desenhe um círculo e divida-o em partes como uma pizza. Escreva ou desenhe uma solução possível em cada pedaço de pizza. As soluções devem ser relacionadas, razoáveis, respeitosas e úteis. Quando um conflito acontecer, sugira resolver por meio da roda de escolhas. Essa é uma ótima maneira de ensinar resolução de problemas.
- Valide os sentimentos:
  - Ensine seu filho a nomear os sentimentos. Não somos capazes de lidar com problemas que não sabemos quais são, por isso saber reconhecer o sentimento do momento é fundamental para escolher a próxima atitude. Todos têm direito de ficar bravos, sentir inveja, angústia, ansiedade ou irritação. O que não é correto é bater, agredir ou desrespeitar alguém ou alguma regra por conta de um sentimento.
- Reconhecimento e gratidão:
  - Praticar reconhecimento e gratidão ajuda a desenvolver empatia, otimismo e nos encoraja a permanecer no caminho certo.

Para aplicar as ferramentas com sucesso, é necessário focar em dois pontos:

1. *Esteja atento ao que funciona:* algumas técnicas, às vezes, não são úteis para determinada situação, enquanto outras podem ser extremamente apropriadas. Quando você disser: "Eu já falei mil vezes...", pare para refletir que talvez possa haver alguma melhor maneira de comunicar o que deseja do que repetir por mil vezes a que está usando e não funcionou.
2. *É imprescindível ser sincero, verdadeiro e ter o tom de voz adequado:* ao sermos sarcásticos e usarmos um tom de voz impaciente e irritado, não convidamos ninguém a cooperação.

As crianças não têm comportamentos para nos irritar. Elas agem de determinada forma porque essa é a única maneira que encontraram para se expressar.

Não leve para o lado pessoal. Invista no detetive que há em você e tente descobrir o porquê por traz do comportamento.

Os comportamentos inadequados da criança são chamados de objetivos equivocados e sempre trazem uma mensagem para ser decodificada. Existem quatro mensagens subliminares que a criança pode tentar passar:

1. Atenção indevida (para manter os outros ocupados ou conseguir vantagem especial):
   - Neste contexto, o adulto tende a se sentir aborrecido, irritado, preocupado e culpado, passando a reagir lembrando, mimando ou fazendo coisas para a criança que ela poderia fazer sozinha.
   - A mensagem decodificada é: "Perceba-me, envolva-me em algo útil".
   - As respostas proativas nesses casos são:
     ♦ Expresse segurança e confiança de que a criança é capaz de resolver os seus problemas.
     ♦ Use muito encorajamento e evite elogios.
     ♦ Redirecione a criança a um comportamento de cooperação.
     ♦ Atribua uma tarefa que exija atenção e faça a criança se sentir útil.
     ♦ Programe-se para passar alguns momentos sozinho com a criança e estabeleçam a rotina juntos.
     ♦ Combine sinais não verbais previamente.
2. Poder mal direcionado (para estar no comando):
   - Neste contexto, o adulto tende a se sentir indignado, desafiado, ameaçado ou derrotado, tendendo a reagir brigando, cedendo, querendo estar certo, pensando em um modo de forçar ou brigando por poder.
   - A mensagem decodificada é: "Permita-me ajudar. Me dê escolhas."
   - As respostas proativas nesses casos são:
     • Aceite que você não pode forçar e peça a ajuda dela.
     • Ofereça escolhas limitadas.
     • Não lute e não desista. Seja firme e gentil ao mesmo tempo.
     • Decida o que você vai fazer e não force a criança a fazer o que você quer.
     • Deixe a rotina ser o chefe.
     • Aja, não fale. Estenda a mão para criança e mostre o que precisa ser feito sem palavras.
     • Seja o modelo de respeito.
     • Permita que as crianças tomem decisões e aprendam com seus erros.
3. Vingança (pagar na mesma moeda):
   - Neste contexto, o adulto tende a se sentir magoado, decepcionado, descrente e ressentido, tendendo a reagir retaliando, ajustando contas, preocupando-se com o que os outros vão pensar, levando o comportamento da criança para o lado pessoal e pensando: "Como ele pode fazer isso comigo?".

- A mensagem decodificada é: "Estou sofrendo. Valide meus sentimentos."
- As respostas proativas nesses casos são:
  - Lide com os sentimentos feridos.
  - Pratique escuta ativa. Exponha os seus sentimentos. Reforce os pontos fortes.
  - Peça desculpas à criança.
  - Convide a criança que machucou para observar a criança ferida e pergunte o que ela pode fazer para ajudar o outro a se sentir melhor. Se em 15 segundos ela não der nenhuma ideia, proponha alguma coisa, como pedir desculpas ou buscar um punhado de gelo.
  - Faça reparos, ensine por meio do exemplo da sua conduta.
  - Diga algo do gênero: "Seu comportamento me diz que você deve estar magoado com alguém ou alguma situação. Podemos falar sobre isso?"

4. Inadequação assumida (desistir e não ser perturbado):
  - Neste contexto, o adulto tende a se sentir desesperado, incapaz, impotente e inadequado, passando a reagir desistindo, cedendo, ajudando além do necessário e demonstrando falta de fé na criança.
  - A mensagem decodificada é: "Não desista de mim. Mostre-me um pequeno passo."
  - As respostas proativas nesses casos são:
    - Dedique tempo para treinamento.
    - Ofereça oportunidades para a criança experimentar pequenos passos e garanta pequenos sucessos.
    - Elimine as expectativas de perfeição.
    - Evite qualquer crítica.
    - Concentre-se nos pontos positivos.
    - Valorize todas as tentativas positivas, por menor que elas sejam.
    - Não desista e não tenha pena.
    - Baseie-se nos interesses da criança.
    - Encoraje, encoraje e encoraje.

Como mãe, pediatra e educadora parental, recomendo a Disciplina Positiva para todos, pois é uma forma de educar eficaz a longo prazo e com soluções efetivas para o mau comportamento. As crianças educadas com esses princípios crescerão adultos saudáveis emocionalmente, independentes, capazes, criativos, bem-humorados e felizes. E não é isso que buscamos para os nossos filhos? Nosso mundo será melhor com pessoas assim!

BIBLIOGRAFIA

Dweck C. Mindset: A nova psicologia do sucesso. São Paulo: Objetiva; 2017.

Nelsen J, Lott L. Disciplina positiva para adolescentes. 3. ed. Barueri: Manole; 2019.

Nelsen J. Disciplina Positiva. 3. ed. Barueri: Manole; 2015.

Nelsen J, Adrian G. Baralho da disciplina positiva para educar filhos. Barueri: Manole; 2018.

Nelsen J, Erwin C, Duffy RA. Disciplina positiva para crianças de 0 a 3 anos. Barueri: Manole; 2018.

Nelsen J, Foster S, Raphael A. Disciplina positiva para crianças com deficiência. Barueri: Manole; 2019.

Nelsen J, Lott L, Glenn HS. Disciplina positiva em sala de aula. 4. ed. Barueri: Manole; 2017.

Siegel DJ, Bryson TP. O cérebro da criança. São Paulo: nVersos; 2015.

Ying C et al. Positive parenting improves multiple aspects of health and well-being in young adulthood. Boston: Nature Human Behavior; 2019. [Acesso em 20 set. 2019.] Disponível em: https://doi.org/10.1038/s41562-019-0602-x.

INFECÇÕES NO PRIMEIRO ANO DE VIDA

CAPÍTULO 12

Paula Cristina Sellan Fukusato

As crianças são as principais vítimas de diversas infecções, principalmente respiratórias, nos primeiros anos de vida.

Na maioria das vezes, isso é normal e não quer dizer que tenha algum problema de imunidade.

Principalmente no primeiro ano de vida, quando a criança tem contato com algum vírus, é normal que ela manifeste alguma infecção, até porque pode ser o primeiro contato com ele e criará anticorpos para combatê-lo em outras ocasiões.

Por que quando as crianças entram na escola ficam tão doentes?

O primeiro fator é muitas vezes a idade na qual as crianças entram na escola. Muitas vezes iniciam com 6 meses ou 1 ano, quando ainda tem o sistema imunológico em formação e com pouca defesa.

Outro fator é que vírus se disseminam rapidamente e com muita facilidade. Vírus respiratórios passam por gotículas de saliva, ou seja, apenas da criança falar com a outra pode transmitir. O compartilhamento de brinquedos e objetos também facilita a propagação.

Ainda nessa fase, as crianças costumam levar objetos à boca e às mãos também, o que facilita a transmissão.

QUANDO ELAS VÃO CRIAR IMUNIDADE E NÃO VÃO FICAR TÃO DOENTES?

Em geral, até os 5 anos as crianças ainda apresentam diversas infecções anuais. O que percebemos é que conforme o tempo vai passando elas vão se atenuando, até porque a manifestação dos vírus é diferente em cada criança.

O mesmo vírus que causa uma infecção grave em uma criança de 2 anos, em outra da mesma idade, causará apenas uma coriza leve, por exemplo.

Por isso, muitas vezes, vemos diferenças nas queixas de infecções de repetição até em irmãos.

O QUE FAZER PARA AUMENTAR A IMUNIDADE?

Infelizmente não há nenhum medicamento que faça isso. A imunidade é construída com o tempo, com o contato da criança com os antígenos que a farão desenvolver anticorpos.

Agora, manter o organismo saudável com a ingestão adequada de vitaminas, minerais e proteínas que são encontrados em verduras, legumes, carnes e frutas é a melhor saída. Uma criança que aceita bem todos os tipos de alimentos faz o seu sistema imune funcionar em sua mais alta *performance*.

Outro fator importante é o sono. É necessário que a criança durma bem tanto de dia quanto de noite, tendo suas horas de sono adequadas para cada idade; pois descansar faz parte da restauração do sistema imunológico. Para isso, a criança precisa ter rotina para dormir, sem barulhos ou interrupções.

E, por fim, as vacinas. Seguir o calendário vacinal é a garantia de proteção contra doenças potencialmente graves. É muito importante estar atento a todas as datas e doses.

Vacinar a criança significa proteger seu corpo por meio de resistência às doenças que o atingiriam.

QUANTAS INFECÇÕES SÃO NORMAIS POR ANO?

Essa pergunta tem uma resposta assustadora! Em média, 12 a 15 infecções virais por ano é normal em crianças até os 5 anos de idade. O que acontece com as crianças é que às vezes emendam uma infecção com outra, dando a impressão que nunca melhoram. Lembre-se que estamos falando de vírus, como resfriados, diarreias, estomatites, síndrome mão pé boca! etc. Não em otites de repetição e pneumonias.

Irei explicar as infecções mais comuns na infância separadamente adiante.

GRIPES E RESFRIADOS

Resfriados são o tipo de infecção mais comum na infância. São causados por vírus como o rinovírus em até 70% dos casos; porém, como há mais de 100 tipos, daí se dá a dificuldade em criar uma vacina.

A transmissão é causada pelo contato com gotículas de saliva; pode ser quando um indivíduo contaminado espirra em cima de outra pessoa, ou quando uma criança com vírus coloca um brinquedo na boca e outra toca o mesmo, levando sua mão à boca depois, e aí o contágio é feito.

Os sintomas do resfriado são mais brandos que os de uma gripe. Consistem em espirros; coriza; hiperemia em face; tosse; e febre baixa, em geral até 38 graus e por até 72 horas.

Pode causar uma leve irritação na garganta, até com hiperemia local.

O tratamento se faz com sintomáticos, ou seja, lavagem nasal abundante, que, além de ajudar a reduzir a secreção, também ajuda a diminuir a replicação

INFECÇÕES NO PRIMEIRO ANO DE VIDA **135**

viral; inalação com soro fisiológico; e analgésicos e antitérmicos, se necessários para febre e mal-estar.

Os sintomas podem durar 7 a 10 dias.

Já as gripes são causadas por vírus como *influenza*. Para sua prevenção, a vacina está disponível e inclusive todas as crianças até 5 anos de idade fazem parte da campanha anual. A vacina é modificada anualmente, pois se trata de um vírus que sofre mutações sazonais.

Os sintomas são mais intensos e incluem febre alta (acima de 38,5 graus), dor no corpo, cansaço e dificuldade para respirar, congestão, calafrios, cefaleia, prostração, dor de garganta e tosse. Na presença desses sintomas, o médico deve ser procurado para uma avaliação.

O tratamento se faz com sintomáticos também e em alguns casos, como nos de infecções por *influenza* A ou considerados síndromes gripais, faz-se necessário o uso de um antiviral como o oseltamivir.

Deve ser introduzido em síndromes gripais que tenham fatores de risco para complicações, como crianças menores de 5 anos, pacientes com comorbidades ou imunodeficientes; preferencialmente em até 48 horas do início dos sintomas.

Para evitar a transmissão de vírus e resfriados, deve-se estimular a lavagem de mãos frequente e o uso do álcool gel, além de evitar lugares aglomerados e o contato com pessoas doentes.

BRONQUIOLITE VIRAL AGUDA

A bronquiolite viral aguda é uma infecção das vias aéreas inferiores que tem como principal agente causal o vírus sincicial respiratório (VSR). Outros principais vírus identificados em lactentes com bronquiolite são metapneumovírus, parainfluenza, rinovírus, adenovírus, coronavírus e bocavírus.

Inicia com um quadro de coriza, obstrução nasal, espirros e tosse, às vezes com febre baixa. No terceiro ao quinto dia de evolução, o vírus leva a uma inflamação de bronquíolos com edema e aumento da secreção brônquica. Da obstrução das vias aéreas podem ocorrer atelectasias.

O exame físico é característico com sibilos, crepitações e taquidispneia. Pode ocorrer baixa aceitação oral secundária ao desconforto respiratório.

Exames laboratoriais em geral não são necessários para o diagnóstico, que é basicamente pela história e exame físico, também não sendo obrigatória a realização de raios X. Mas fica a critério médico, dependendo da gravidade do quadro.

A pesquisa do agente viral pode ser realizada na secreção da nasofaringe.

É a morbidade responsável pelo maior número de internações durante o primeiro ano de vida.

Em quadros leves e moderados de bronquiolite por VSR, a pneumonia bacteriana ocorre em menos de 1% dos casos.

No Brasil, a incidência de bronquiolite varia conforme as estações. Nas regiões Sudeste e Sul, ocorre nos meses de março a agosto/setembro (meses de outono e inverno), com variações anuais que podem adiantar ou atrasar o início da estação. Em estados da região Norte do país, há uma tendência à ocorrência de infecções nas estações chuvosas.

A aquisição do vírus acontece por contato com mãos e objetos contaminados, uma vez que o VSR pode permanecer até 24 horas em superfícies. Em crianças menores, é comum o relato de contato com adultos ou outras crianças maiores resfriadas, uma vez que, nesse perfil, a manifestação do vírus pode ser sintomas mais brandos, apenas como um resfriado comum.

O tratamento consiste em oxigenioterapia, para o paciente hipoxêmico (saturação menor que 93%), manutenção da hidratação (deixar soro de manutenção caso não tenha ingesta adequada), prevenção de aspirações decorrentes da taquidispneia, fisioterapia respiratória nos casos de hipersecreção ou atelectasias.

Pode ocorrer insuficiência respiratória moderada a grave decorrente do quadro obstrutivo, onde pode ser realizado um teste terapêutico com beta 2-agonista via inalatória.

Corticoides não são eficazes para o tratamento, e seu uso é reservado apenas para os casos de insuficiência respiratória grave. Nesses casos, também pode haver indicação de uso de cateter nasal de alto fluxo ou intubação orotraqueal, dependendo da gravidade do quadro.

A prevenção se faz evitando expor crianças pequenas a ambientes com grande número de pessoas, principalmente nas estações predominantes de vírus respiratórios, lavar as mãos com frequência e evitar o contato com adultos e crianças mais velhas com sinais e sintomas de resfriado.

Também é importante evitar o contato com a fumaça de cigarro, que contribui para intensificar o processo inflamatório em vias aéreas e confere maior gravidade ao quadro respiratório.

Existe o uso de um anticorpo monoclonal contra VSR (palivizumabe). Ele é utilizado mensalmente no período de sazonalidade, tem alto custo e é indicado apenas para pacientes com risco de maior gravidade. São eles:

- Prematuros com idade gestacional menor que 29 semanas e idade menor que 12 meses.
- Portadores de doença pulmonar crônica ou broncodisplasia e idade menor que 24 meses.
- Portadores de cardiopatia congênita cianótica ou com hipertensão pulmonar grave, ou em tratamento para ICC e idade menor que 24 meses.

O uso do palivizumabe não impede a infecção, e sim reduz a chance de evolução para um quadro mais grave e a possibilidade de hospitalização.

PNEUMONIAS

As pneumonias podem ser virais ou bacterianas.

Pneumonia Viral

Os sintomas de pneumonias virais em geral incluem febre baixa (menor que 38,5 graus), tosse seca ou produtiva, podendo ocorrer sibilância, queda de saturação frequente e até desconforto respiratório com retração intercostal e subdiafragmática.

O diagnóstico baseia-se na história clínica e exame físico mais raios X de tórax. Apresenta hiperinsuflação pulmonar e pode ter atelectasia. Pode ser solicitado exames como os painéis virais que identificam alguns tipos de vírus como adenovírus, vírus sincicial respiratório, parainfluenza 1, 2 e 3 e *influenza* A e B.

O tratamento é feito com sintomáticos. Se a criança estiver hipersecretiva ou tenha atelectasia, a fisioterapia respiratória pode auxiliar; caso tenha sibilância na ausculta, pode ser necessário o uso de broncodilatadores.

Se houver infecção por *influenza* A, pode ser necessário o uso de oseltamivir.

Pneumonia Bacteriana

Os sintomas iniciais incluem febre alta (acima de 38,5), tosse produtiva, queda de saturação (abaixo de 93%) e desconforto respiratório.

O diagnóstico se faz com história clínica e exame físico, além de imagem de consolidação com ou sem atelectasia nos raios X. Podem ser solicitados exames laboratoriais como hemograma, PCR e hemoculturas a fim de tentar determinar o agente.

O agente predominante em pneumonias adquiridas na comunidade em países desenvolvidos e não desenvolvidos continua sendo o *Streptococcus Pneumoniae*. Eles também são os agentes mais importantes dos derrames parapneumônicos e maiores responsáveis pelas pneumonias necrosantes.

O tratamento necessita de antibioticoterapia, domiciliar ou hospitalar.

Ainda temos como primeira escolha as penicilinas ou ampicilinas para tratamento hospitalar e a amoxicilina para tratamento domiciliar.

Em caso de falha no tratamento, podemos pensar em cefotaxima ou ceftriaxone para tratamento hospitalar ou amoxicilina + clavulanato ou cefuroxima para tratamento domiciliar.

Existem outros tipos de pneumonias, estas causadas por *Mycoplasma Pneumoniae* ou *Chlamydophila pneumoniae*. Podem apresentar tosse seca paroxística que pode evoluir para a produtiva. A febre é mais comum nas infecções por *Chlamydophila*.

O diagnóstico se faz com história clínica e exame físico, além de raios X, que apresentam um infiltrado intersticial, e pode ocorrer derrame pleural em até 20% dos casos.

O tratamento se faz com antibióticos como claritromicina, azitromicina ou eritromicina.

A melhor prevenção para as pneumonias são as vacinas, como a Pneumo 10 ou Pneumo 13 e *Haemophilus influenza* b, que protegem das formas mais graves, além da vacina anual da gripe.

OTITES

É uma infecção aguda da orelha média, com início rápido dos sinais e sintomas.

Para ela ocorrer, há uma sequência de eventos. Uma infecção de vias aéreas superiores provoca congestão da mucosa nasal, tuba auditiva e orelha média que resulta na obstrução da tuba, levando a uma pressão negativa e produção de secreção na orelha média.

Essa secreção pode permanecer sem causar sintomas de uma infecção aguda, que é a otite média viral. Entretanto, bactérias patogênicas que colonizam a nasofaringe podem entrar na orelha média através da tuba auditiva e causar a otite média aguda.

Além disso, existem diversos fatores de risco para a otite média aguda:

- Infecção atual (viral ou bacteriana).
- Fatores anatômicos (disfunção da tuba auditiva, fenda palatina).
- Fatores ambientais e sociais: se frequenta creche, fumante passivo.
- Refluxo gastroesofágico.
- Posição em que é oferecida a mamadeira (a deitada favorece otites).

Os sintomas em geral incluem febre, irritabilidade, cefaleia, vômitos e dor local. O diagnóstico se faz com história clínica e exame físico, incluindo otoscopia. O tratamento se faz com antibiótico (amoxicilina ou amoxicilina + clavulanato) e, após o início, deve haver melhora em 48 a 72 horas.

Existe a otite média secretora, que é quando ocorre uma inflamação em orelha média e há uma coleção líquida em seu espaço. A otite média recorrente é quando ocorre três ou mais episódios de otite média aguda durante 6 meses. Nesses casos, deve haver um acompanhamento conjunto entre pediatra e otorrino para melhor tratamento.

LACTENTE SIBILANTE

É grande causa de morbidade nos primeiros anos de vida e é definida pela ocorrência de três ou mais episódios de sibilância dentro do período de 1 ano em menores de 2 anos. O sibilo é o ruído respiratório causado pelo fluxo aéreo turbulento em vias aéreas inferiores estreitadas, em geral pela presença de muco nos bronquíolos.

Existem fatores de risco para a sibilância recorrente. São eles:

INFECÇÕES NO PRIMEIRO ANO DE VIDA **139**

- *Características do calibre das vias aéreas:* podem ser mais estreitadas em alguns grupos, como prematuros, restrição de crescimento intrauterino, exposição pré-natal ao tabagismo, atopia, broncodisplasia pulmonar, e o sexo masculino também se relaciona com menor calibre da via aérea.
- *Fatores genéticos para atopia:* pais portadores de asma ou rinite.

O diagnóstico é clínico pela história e exame físico. Merecem investigação apenas pacientes em que os episódios de chiado sejam muito frequentes ou graves.

O tratamento se faz com corticoides inalatórios, como primeira escolha e considerando a menor dose no menor tempo possível para controlar a doença. Eles têm início de ação em 1 a 4 semanas e eficácia atingida após 3 a 6 meses de uso.

Usar por um período de 3 a 12 meses em lactentes persistentes e utilizar corticoides inalatórios na forma de aerossóis pressurizados dosimetrados. Sempre utilizar com espaçador, ajustando firmemente a máscara à face a fim de evitar névoa nos olhos; e, em crianças maiores, utilizar bocal em vez de máscara facial sempre que possível.

Uso de antileucotrienos:

- Os leucotrienos são potentes mediadores inflamatórios liberados nas reações alérgicas e nas infecções por vírus sincicial respiratório. A ação dos antileucotrienos (p. ex., montelucaste) é inibir a ação desses mediadores. Essa droga tem se mostrado útil na redução dos processos inflamatórios, principalmente na sibilância recorrente pós infecção por vírus sincicial respiratório.

O tratamento ideal para cada caso cabe ao médico, juntamente com a família, sendo necessário um acompanhamento regular com o pneumopediatra.

ASMA

Nenhuma intervenção se mostrou eficaz em prevenir o desenvolvimento da asma, apesar de haver influência de atopia, infecções virais e exposição a irritantes ambientais para a manifestação da doença nas crianças,

Em menores de 5 anos, temos alguns sintomas sugestivos:

- Tosse recorrente ou persistente, não produtiva, que pode piorar à noite.
- Tosse durante risada, choro ou exercício na ausência de infecção respiratória, além de falta de ar ou perda de fôlego nesses momentos.
- Sibilância prévia recorrente.
- Histórico familiar de atopia (asma, rinite alérgica, dermatite atópica).

O diagnóstico é clínico. Existem alguns exames auxiliares como raios X de tórax para afastar anormalidades estruturais, testes de atopia (prick test ou RAST), porém seu resultado normal não afasta o diagnóstico de asma.

O tratamento deve ser instituído e acompanhado pelo pneumologista pediátrico visando ao controle dos sintomas e redução das exacerbações.

DOENÇA MÃO-PÉ-BOCA

Causada pelo vírus *Coxsackie* da família dos enterovírus, que circulam no meio durante todo o ano. Apresenta como sintomas febre alta, sintomas iniciais de um resfriado comum associado e após inicia o aparecimento de manchas vermelhas com vesículas brancas no centro que podem evoluir para ulcerações mais dolorosas (as chamadas estomatites). Acomete as palmas das mãos e plantas dos pés com erupção de pequenas bolhas locais (daí o nome mão, pé e boca).

Em alguns casos, pode aparecer nas nádegas e na região genital também.

A transmissão se dá por via fecal/oral, ou seja, por meio do contato direto com pessoas infectadas, saliva, secreção ou objetos contaminados.

O diagnóstico é clínico, sem necessidade de exames complementares, e os sintomas demoram 7 a 10 dias para regredir.

Não há vacina contra a doença e o tratamento é feito por meio de sintomáticos, e o maior desafio é manter a criança hidratada, pois pode ter muita dor ao engolir os alimentos. Por isso, enquanto tiver as lesões aftosas, vale insistir na ingesta de líquidos e oferecer bebidas mais frias e alimentação mais pastosa como sopas e purês.

O vírus permanece transmitindo pelas fezes por até 4 semanas depois da recuperação total da criança; portanto, sempre lavar as mãos antes e após levar a criança ao banheiro ou trocar sua fralda.

É mais comum em crianças até 5 anos de idade.

DIARREIAS

É uma inflamação aguda que compromete os órgãos do sistema gastrointestinal. É mais comum no verão e pode ser provocada por vírus, bactérias ou parasitas, que podem ser transmitidos em contato com objetos contaminados, pessoa doente ou por intoxicação alimentar.

Os sintomas mais comuns incluem febre, náuseas, vômitos, dor abdominal, perda de apetite, diarreia e desidratação.

A diarreia aguda pode durar até 14 dias, e o diagnóstico é clínico.

O tratamento baseia-se em manter a hidratação adequada. Pode ser necessária reposição intravenosa, dependendo do grau de desidratação da criança.

Em tratamento domiciliar, oferecer soro de reidratação oral, estimular a ingesta hídrica maior que de costume e oferecer alimentos que não agravem a diarreia, como sopa de frango com hortaliças e verduras, água de coco, frutas como maçã e pera. São alimentos contraindicados: refrigerantes, líquidos açucarados, chás, sucos comercializados e café.

Pode ser prescrito zinco para reduzir o tempo de duração da diarreia.

Probióticos são microrganismos vivos que interagem com a microbiota intestinal e podem ser utilizados como coadjuvantes no tratamento da diarreia aguda, juntamente com a terapia de reidratação e a manutenção da alimentação.

Importante manter as vacinas em dia, pois a vacina contra rotavírus protege contra formas mais graves da doença e é oferecida logo nos primeiros meses de vida.

Como prevenção, lavagem de mãos frequente e uso do álcool gel, além de higienizar bem frutas e verduras antes do consumo.

BIBLIOGRAFIA

Barbisan BN, Toro AADC, de Almeida MB. Pneumologia Pediátrica – volume 11. Atheneu; 2018.

Global initiative for Asthma. Global strategy for asthma management and prevention. 2013. Ref Type: Generic.

Guia prático de atualização SBP. Diarreia aguda: diagnóstico e tratamento. Disponível em: www.sbp.com.br.

Ministério da Saúde. Protocolo de tratamento de influenza 2017.

Pereira MBR, Ramos BD. Artigo de revisão otite média aguda e secretora. J Pediat 1998;74(1).

Stein RT, Marostica PJ. Community – Acquired pneumonia: a review and recent advances. Pediatric Pulmonol 2007 Jun 22.

Vieira SE, Stewien KE, Queiroz DA, Durigon EL, Torok TJ, Anderson LJ et al. Clinical patterns and seasonal trends in respiratory syncytial virus hospitalization in São Paulo, Brazil. Rev Inst Med Trop São Paulo 2001;43:125-31.

ALIMENTAÇÃO

CAPÍTULO 13

Paula Cristina Sellan Fukusato

A alimentação oferecida a partir de 6 meses é chamada alimentação complementar e é composta de frutas e papas principais, mantendo o aleitamento materno, preferencialmente, até os 2 anos de idade,

Iniciamos a introdução de frutas, amassadas ou raspadas e também alguns pedaços para a criança explorar cores e formas diferentes.

Esse é o método BLISS, que usamos atualmente e que significa introdução aos sólidos conduzida pelo bebê ou *baby-led introduction to solids*. Consiste em garantir que os pais alimentem os bebês usando alimentos amassados, pois serão preparadas de forma adequada ao estágio de desenvolvimento do bebê e oferecidos às colheradas, o que irá reduzir o risco de engasgo; e também em deixar que as crianças explorem os alimentos com as mãos dando alguns pedaços para elas. Inicialmente, a criança irá passar o alimento pela boca, brincar, e talvez não coma; porém, com o passar do tempo, começa a morder e ingerir.

Os pedaços oferecidos à criança na mão devem ser cortados de forma que ela não engasgue; então, logo no início devemos oferecer pedaços grandes para que consiga morder e segurar com firmeza.

Oferecer no máximo quatro tipos de alimentos na mão por refeição, sem pressa.

A maçã é um alimento com maior facilidade para engasgos. Uma boa forma de oferecê-la à criança é cozinhando um pouco antes. Uva e morango devem ser cortados ao meio, pois também favorecem engasgos. Legumes como batatas, cenouras, mandioquinha, abobrinha etc., sempre devem ser cozinhados e oferecidos em pedaços grandes. Lembrar que quanto mais colorido mais atrativo será o prato.

Bebês alimentados com o método BLISS têm melhor qualidade nutricional de dieta, ingerem quantidade energética adequada e têm menor risco de engasgo comparado ao método BLW.

MÉTODO BLW

Chamado "Desmame Guiado pelo Bebê" ou *baby-led weaning*, consiste em oferecer ao bebê apenas alimentos em pedaços, permitindo que ele faça suas escolhas e sirva-se sozinho.

Existem muitos pontos positivos para esse método, entre os quais menor risco de obesidade, melhor desenvolvimento motor, e melhor aceitação da variedade de comidas.

Porém existem alguns pontos de prejuízos, amplamente discutidos pela Sociedade Brasileira de Pediatria: existe um risco aumentado de engasgo, principalmente no início; a criança tende e ingerir menos alimentos ricos em ferro, como frutas e alguns vegetais; e, por último, o consumo energético também é questionável, pois se alimentando sozinha talvez não seja capaz de ingerir uma quantidade suficiente para suprir suas necessidades energéticas para o crescimento.

Por que devemos esperar a criança ter 6 meses para a introdução alimentar:

- Além da recomendação de que o aleitamento materno deve ser exclusivo até os 6 meses de vida, essa fase é quando a criança tem um desenvolvimento motor que a permite sentar, apoiar sua cabeça e tronco e perde o reflexo de esticar a língua para mamar, o que poderia fazer o bebê jogar a comida para fora quando oferecida com colher.

Em relação ao desenvolvimento cognitivo, essa é uma fase em que o bebê tem curiosidade de abrir a boca e conhecer novos alimentos.

O intestino do bebê, desde quando ele nasce, já é colonizado por muitas bactérias que protegem a criança de inúmeras infecções, e no sexto mês suas enzimas digestivas ficam mais eficazes, e a capacidade do intestino em barrar agentes estranhos é maior nesse período.

Em torno dos 6 meses também se dá o período que chamamos de janela imunológica, onde as defesas do corpo estão prontas para entrar em contato com novos alimentos, diminuindo o risco de uma possível alergia alimentar. Portanto, desde o início a criança pode receber ovo (clara e gema), carne de porco, peixe ou glúten.

Assim, antes de 6 meses, com um sistema gastrointestinal imaturo, o bebê está mais propenso a desenvolver alergias e contrair infecções. Os bebês que nasceram prematuros devem esperar 6 meses de Idade Corrigida para a introdução alimentar.

INÍCIO DA ALIMENTAÇÃO

Historicamente, o suco era recomendado no início da introdução alimentar; porém, em 2017 um documento da Academia Americana de Pediatria fez referência a uma recomendação que a Sociedade Brasileira de Pediatria já

ALIMENTAÇÃO
145

utilizava: que os sucos são proscritos até 1 ano de idade, pois o alto teor de açúcar que eles contêm contribui para um aumento no número de calorias, eleva a glicemia e induz uma programação metabólica para obesidade futura. Entre 1 e 6 anos, pode-se incluir o suco de frutas (150 mL ao dia) em substituição aos industrializados e refrigerantes, que têm grande quantidade de açúcar. Portanto, inicialmente, devem ser oferecidas frutas de todos os tipos, sem restrições, amassadas, raspadas e em pedaços.

Importante sempre orientar os pais quanto à ansiedade para esse começo. O bebê esteve 6 meses alimentando-se de leite; nesse momento de mudança, inicialmente pode ocorrer uma rejeição, e aos poucos a criança vai aceitando, assim como tem crianças que se interessem e aceitam bem desde a primeira fruta. Cada criança tem seu tempo; são necessárias em média nove a 15 exposições ao mesmo alimento para que ele seja plenamente aceito pela criança.

Após a criança aceitar bem as frutas, que podem ser dadas no meio da manhã ou da tarde, iniciaremos a papa salgada (almoço). Tenha calma para iniciar a janta também e deixe a criança estar aceitando bem o almoço para iniciá-la. Isso pode levar algum tempo, e, em geral, acontece entre 7 e 8 meses.

Para montar a papa principal:

- Vamos usar os quatro grupos básicos de alimentos. Pode-se escolher um tipo de alimento de cada:
  - *Cereal ou tubérculo:* arroz, macarrão, milho, batata, mandioca, cará.
  - *Leguminosas:* feijão, soja, ervilha, lentilha etc.
  - *Proteína animal:* carne de boi, frango, peixe, porco, ovos, vísceras (coração, moela, exceto fígado).
  - *Legumes ou verduras:* cenoura, abóbora, chuchu, berinjela, alface, couve, espinafre, acelga etc.

Existe uma cultura em que o fígado é rico em ferro, porém a sua quantidade de ferro não é superior à de outras carnes, além de ser rico em xenobióticos.

No preparo, não refogar os alimentos com óleo, que deve ser adicionado cru na finalização do prato (óleo de canola, girassol ou soja, ou azeite extra-virgem).

Exemplos de como fazer a papas principais:

1. Papa de frango:
   - Ingredientes:
     - Peito de frango moído – 60 g.
     - Alface crespa – ½ xícara de chá.
     - Abóbora cabotiá- 130 g.
     - Feijão – ½ colher de chá.
     - Água – 300 mL.
     - Para temperar: manjericão fresco, alho, cebola, salsinha.

- Modo de preparo:
    1. Cozinhe o feijão com água e uma folha de louro, e reserve.
    2. Corte a alface crespa em tiras e a abóbora cabotiá em cubos.
    3. Refogue o alho e a cebola com um fio de azeite ou óleo de canola.
    4. Acrescente o restante dos ingredientes e cozinhe até ficarem macios.
    5. Amasse com o garfo até atingir a consistência adequada.
2. Papa de carne:
- Ingredientes:
    - Miolo de alcatra – 60 g.
    - Chuchu – 100 g.
    - Espinafre – ½ xícara de chá.
    - Água – 300 mL.
    - Para o tempero: alho, cebola, salsinha, cebolinha.
- Modo de preparo:
    1. Corte o chuchu em cubos e o espinafre em fatias após higienizá-los.
    2. Refogue o alho e a cebola na panela com um fio de óleo de canola ou azeite de oliva.
    3. Acrescente o restante dos ingredientes até ficarem macios.
    4. Amasse com o garfo até atingir a consistência adequada.
3. Papa de peixe:
- Ingredientes:
    - Cação cortado em cubos – 100 g.
    - Espinafre – ½ xícara de chá.
    - Brócolis – 100 g.
    - Mandioquinha – 130 g.
    - Água – 300 mL.
    - Para temperar: alho, cebola e alecrim.
- Modo de preparo:
    1. Corte o espinafre em tiras finas e os brócolis em cubos.
    2. Refogue o alho e a cebola com um fio de azeite ou óleo de canola.
    3. Acrescente o restante dos ingredientes e cozinhe até ficarem macios.
    4. Amasse com o garfo até atingir a consistência adequada.

Nada de peneirar ou passar no liquidificador, pois tira todas as fibras do alimento e irá causar constipação no bebê. Sempre lembrando de ajustar a consistência ideal para cada idade. Quanto menor a criança (6 meses, por exemplo), mais amassada a papa deve estar. Gradualmente aos 9 meses, pode-se amassar menos, deixando pequenos pedaços e, a partir de 1 ano, picar em pedaços pequenos a comida, sem amassar, pois, então, a criança já terá o reflexo de mastigação desenvolvido.

Repare também que não foi adicionado sal em nenhuma delas, porém todas têm diferentes tipos de temperos (manjericão, tomilho, alecrim, salsinha, cebolinha) que podem ser usados sem restrição, pois substituem o sal.

ALIMENTAÇÃO

Pode oferecer frutas de sobremesa com a finalidade de melhorar a absorção de ferro não heme presente em alimentos como feijão e folhas verdes escuras.

Se houver necessidade, papas podem ser congeladas, porém lembrar de alguns cuidados:

- Congele sempre em potes de vidro ou de plástico que sejam BPA *free* (bisfenol A – composto que causa danos aos sistemas endócrino e reprodutor da criança)
- Coloque etiquetas com a data e a descrição dos ingredientes.
- Na hora de descongelar, deixe na geladeira por 3 a 5 horas, nunca em temperatura ambiente pelo risco de contaminação.
- Após descongelar, a papa pode ser mantida em geladeira por até 24 horas.
- O que sobrar do prato do bebê não deve ser guardado, pois o contato com a saliva leva à contaminação.
- Papas duram até 30 dias no *freezer*.
- Papas que contenham ovos, vegetais crus, bananas e iogurte não devem ir ao *freezer*.

Uma criança que já possui uma alimentação definida fica com uma rotina mais estabelecida a fim de organizar seu dia, pois é importante para que fique menos ansiosa e mais confiante, além de beneficiar toda a família.

Um exemplo para um bebê de 11 meses:

- 7h acorda e é oferecido leite materno.
- 10 h come frutas.
- 10 h30 cochilo.
- 12 h almoço (pode ter fruta de sobremesa).
- 14 h30 leite materno ou fruta.
- 15 h cochilo.
- 18 h jantar (pode ter fruta de sobremesa).
- 19 h30 banho, brincadeiras leves.
- 20 h30 leite materno e dormir após.

Lembrar que a água deve ser oferecida assim que iniciarem as frutas aos 6 meses, o que melhora a absorção das fibras, e deve ser sempre filtrada e fervida.

ALIMENTAÇÃO APÓS 1 ANO DE IDADE

Nessa fase também surgem muitas dúvidas, já que falamos que a alimentação passa a ser a mesma da família. É importante que a criança tenha exemplos em casa. Sempre que possível, desde cedo fazer refeições à mesa junto com os pais é muito importante, além do que esses devem lembrar que são exemplos para os filhos para tudo, e na alimentação não seria diferente. Não adianta colocar

148 CAPÍTULO 13

alface, cenoura, tomate e pepino no prato da criança se os pais estão comendo hambúrguer e salsicha. A criança sente que é o espelho dos pais; portanto, um prato diversificado, saudável e colorido para todos os integrantes da família é um passo importante para garantir o sucesso da aceitação alimentar. Não é necessário fazer a comida da criança em papa separada, pois a intenção é ela estar inserida no cenário familiar.

A partir dessa idade, podemos oferecer pães integrais, queijos magros e requeijão como alternativas de lanche. Existem biscoitos de polvilho feitos em casa sem conservantes, assados, chips de frutas, pães caseiros, que também podem ser opções. Lembrar que devemos manter uma oferta de frutas adequada em diferentes refeições (por exemplo, café da manhã, após as principais refeições e no lanche da tarde), garantindo um aporte adequado de vitaminas.

Exemplo de cardápio para uma criança de 1 ano e 6 meses:

- *Café da manhã:* leite materno, pão integral com queijo branco e uma fatia de mamão.
- *Lanche da manhã:* banana.
- *Almoço:* arroz, feijão, carne desfiada, couve-flor e salada de miniagrião.
- *Sobremesa:* pera.
- *Lanche da tarde:* tomate cereja com queijo branco e orégano, uvas (cortadas ao meio, sem semente).
- *Jantar:* purê de mandioquinha, salmão desfiado, cenoura refogada e saladinha de beterraba.
- *Sobremesa:* maçã.
- *Antes de dormir:* leite materno.

Repare que o cardápio é adaptável de forma que toda a família possa compartilhar a mesma refeição com satisfação.

Existem diversas receitas saudáveis que crianças a partir de 1 ano podem comer, como panqueca de espinafre, pãozinho de mandioquinha, panqueca de banana sem farinha, chips de maçã, nhoque de batata-doce, quinoa com legumes. O segredo é abusar da imaginação e das opções de farinhas integrais e grãos, além de não utilizar açúcar e evitar nos primeiros anos de vida alimentos não nutritivos como café, enlatados, frituras, refrigerantes, balas, salgadinhos, pirulitos etc. Após 1 ano de idade, usar sal com moderação.

ALIMENTAÇÕES ALTERNATIVAS: VEGETARIANOS, VEGANOS E MACROBIÓTICOS

Cada dia mais encontramos famílias com opções de dietas alternativas, pois acreditam que essas terão menor teor de colesterol e gorduras saturadas e maior quantidade de fibras, frutas, vegetais e antioxidantes.

É possível instituir essa dieta para o bebê desde a introdução alimentar? Se for opção da família, é possível sim, desde que haja um acompanhamento

ALIMENTAÇÃO **149**

regular com pediatra e nutricionista a fim de suprir possíveis carências nutricionais. Já na adolescência, quando é opção utilizar dieta vegetariana, deve-se orientar com mais firmeza uma dieta equilibrada.

Dieta Macrobiótica

É uma dieta baseada em alimentos naturais, com pouco ou nenhum processamento, e cultivados de maneira tradicional. A dieta é baseada em alimentos como vegetais, feijão, peixe, nozes, frutas, sementes e sopas.

Dieta Vegetariana

Existem algumas classificações dentro dela:

- *Vegetariano:* não utiliza nenhum derivado de animal em sua alimentação.
- *Ovovegetariano:* consome ovos, mas não utiliza produtos lácteos.
- *Ovolactovegetariano:* consome ovos, leite e produtos lácteos.
- *Lactovegetariano:* não consome ovos, mas utiliza leite e produtos lácteos.
- *Vegano:* não consome qualquer alimento derivado de animal.

O pediatra deve orientar a família e prescrever suplementações quando necessário. As principais nesse grupo são ferro, zinco, vitaminas B1, B2, B6, B12 e D.

Adequadas Considerações Nutricionais

- *Energia:* a ingesta energética em vegetarianos e não vegetarianos é a mesma, porém em dietas mais restritivas o volume de alimento para alcançar esta recomendação pode exceder a capacidade gástrica. Em lactentes, por exemplo, desde a introdução alimentar pode ser necessário oferecer alimentos mais frequentemente. Em crianças maiores, a utilização de alimentos de maior densidade calórica, como aqueles à base de nozes, castanhas, amendoim e manteigas, pode contribuir para a maior ingestão de calorias.
- *Proteínas:* a maior fonte de proteína vegetal advém das leguminosas, cereais, nozes e sementes. A ingestão de arroz e feijão fornece todos os aminoácidos essenciais, sendo uma excelente combinação, pois o arroz é uma excelente fonte de aminoácidos sulfurados, enquanto o feijão é rico em aminoácidos essenciais.
- *Gordura:* o consumo de gordura deve variar de 25% a 35% do total de calorias da dieta. Um consumo menor que 25% das calorias provenientes de gorduras pode levar ao comprometimento do crescimento, e valores abaixo de 15% levam à deficiência de ácidos graxos essenciais (ômega 3 e ômega 6). As fontes de ômega 3 são algas; avelãs; e óleos de canola, linhaça, chia, nozes e soja. Fontes de ômega 6 são: sementes (de girassol, gergelim); nozes; castanhas; e óleos de soja, girassol, milho e algodão.

150 CAPÍTULO 13

- *Fibras:* o consumo regular de alimentos ricos em fibras como vegetais, frutas e grãos está associado à redução do risco de obesidade, constipação, câncer e doenças cardiovasculares. Já as crianças veganas podem consumir até três vezes mais fibras que o recomendado, o que interfere na absorção de minerais importantes (uma das causas de anemia ferropriva e deficiência de zinco), dada a presença de fitatos. Isto também reduz a ingesta de calorias (em decorrência da saciedade das fibras).
- *Ferro:* a deficiência de ferro, mesmo sem anemia, está associada a alterações do desenvolvimento neuropsicomotor e do sistema imune, assim como à diminuição da capacidade de trabalho. A carência de ferro é muito prevalente na criança vegetariana. O ferro heme (carne) é altamente biodisponível, fato que não ocorre no ferro não heme, que tem menor biodisponibilidade. No ovo há baixa biodisponibilidade de ferro e, além das carnes, observamos uma alta biodisponibilidade de ferro em alguns alimentos, como cereais matinais, farinha láctea, nabo, brócolis, sucos de limão e de laranja, açúcar mascavo e rapadura.

  Mesmo com a ingesta desses alimentos, pode ser necessária a reposição; pois, mesmo que a farinha seja fortificada com ferro, a criança não vai conseguir ingerir uma quantidade suficiente para ter a ingestão adequada de ferro, e nem deveria.
- *Zinco:* é cofator de inúmeras enzimas e componente estrutural das células. Aproximadamente metade do zinco corporal é de origem animal. O aleitamento materno exclusivo até o sexto mês de vida proporciona quantidades adequadas de zinco até essa idade e a partir daí deve ser consumido na alimentação complementar. São alimentos ricos em zinco: cereais, grãos integrais, soja, feijão, grão-de-bico, linhaça em semente, castanha de caju e lentilha.
- *Cálcio:* desempenha um papel importante na saúde óssea; em famílias vegetarianas, na impossibilidade do leite materno, orienta-se fórmula infantil à base de proteína hidrolisada de arroz ou isolada de soja. Vegetais como brócolis, couve, quiabo, nabo, soja e alimentos fortificados são fontes de cálcio, mas é preciso verificar sua biodisponibilidade, que pode ser pequena. Alimentos ricos em oxalato (espinafre, beterraba, batata-doce e feijões) e em fitatos (sementes, grãos, nozes, isolados de soja e feijão) diminuem a absorção do cálcio. Carboidratos e vitamina C melhoram essa absorção. A ingestão de alimentos com absorção de cálcio reduzida acarreta prejuízo na formação óssea e pode ser necessária a reposição.
- *Vitamina A:* essencial para visão, assim como para a diferenciação celular dos epitélios, principalmente respiratório, digestivo e genitourinário, para o crescimento e os mecanismos de defesa, além de ser um potente antioxidante. Encontramos nas frutas e vegetais amarelo-escuros ricos em

ALIMENTAÇÃO

betacaroteno, como cenoura, manga, mamão, damasco, abóbora, tomate, ervilha, batata-doce. Suprem as necessidades diárias se houver boa ingesta.

- *Vitamina B2:* pode ocorrer deficiência em dietas macrobióticas, mas não no vegetarianismo. São fontes de riboflavina: aspargo, banana, feijão, brócolis, figo, couve, lentilha, ervilhas, tahine, batata-doce, tofu e germe de trigo.

- *Vitamina B12:* está presente nas carnes bovinas, suínas, aves, peixes, ovos, vísceras, e em menor quantidade nos leites e derivados, e é ausente nos vegetais. Vegetarianos estritos são grupo de risco para tal deficiência, e a isso se soma o fato de consumirem quantidades maiores de alimentos ricos em ácido fólico, podendo mascarar os sintomas de deficiência de vitamina B12 (a anemia megaloblástica). Caso não haja consumo regular desses alimentos, a reposição é necessária.

- *Ácido fólico:* sua deficiência pode determinar defeitos do fechamento do tubo neural, anemia megaloblástica, fraqueza, anorexia, cefaleia, perda de peso e irritabilidade. Os alimentos-fonte são brócolis, espinafre, feijões e trigo. O consumo é preferencialmente em vegetais fritos ou cozidos a altas temperaturas.

- *Vitamina D:* no vegetarianismo a suplementação pode ser na forma de ergocalciferol ou D2, na origem vegetal, ou colecalciferol d3, de origem animal e sintetizado a partir da irradiação ultravioleta do sol.

ATÉ QUANDO DEVEMOS EVITAR OS AÇÚCARES?

Idealmente, orientamos que o açúcar deve ser evitado até os 2 anos de idade, pois isso reduz as chances de doenças como diabetes e obesidade.

Importante não oferecer sucos de caixinha, pois são ricos em açúcar.

Importante também se atentar aos diferentes tipos de açúcar:

- *Mascavo:* açúcar na forma mais bruta, ou seja, passa por menos etapas de filtração e centrifugação, portanto mantém nutrientes.
- *Demerara:* submetido a um leve refinamento, recebe pouco ou nenhum aditivo químico, mantendo seus nutrientes.
- *Cristal:* é extraído do caldo de cana-de-açúcar e passa por um refinamento leve, que retira cerca de 90% dos seus sais minerais.
- *Refinado:* não possui vitaminas e minerais. É obtido a partir da diluição do açúcar cristal e há adição de aditivos químicos, como enxofre, a fim de torná-lo branco.
- *Light:* não possui tanta sacarose como o açúcar refinado e apresenta adição de adoçantes artificiais, como sacarina e aspartame.
- *Orgânico:* qualquer tipo dos acima pode ser considerado orgânico, pois este termo está relacionado ao modo de plantio e à produção livre de agrotóxicos e aditivos químicos seguindo as orientações de sustentabilidade ambiental.

CONSIDERAÇÕES QUANTO AO USO DE BEBIDAS DESDE A INTRODUÇÃO ALIMENTAR

Recentemente, em setembro de 2019, foram lançadas novas orientações em relação ao uso de água, sucos e leite.

- *0 a 6 meses:* leite materno ou fórmula infantil de forma exclusiva. Não se deve oferecer água, mesmo que em uso de fórmula infantil.
- *6 a 12 meses:* leite materno ou fórmula infantil. Inicia a introdução alimentar e água também.
  - Quantidade de água: alguns goles durante a refeição, pode oferecer nos intervalos também.
  - Evitar suco de frutas antes de 1 ano.
- *12 a 24 meses:* leite materno ou leite integral (puro e pasteurizado) e água.
  - Quantidade de leite: 500 a 700 mL por dia.
  - Suco natural: até meio copo (em média 150 mL), porém deve-se dar preferência a frutas *in natura*.
  - Quantidade de água entre 1 e 2 anos: 250 a 900 mL por dia.
- *2 a 5 anos:* leite desnatado e água.
- *Entre 2 e 3 anos:* 500 mL de leite por dia.
- *Entre 4 e 5 anos:* 600 mL de leite por dia.
  - Quantidade de água entre 2 e 3 anos: 300 a 750 mL.
  - Quantidade de água entre 4 e 5 anos: 300 a 1.100 mL.
  - Lembrar que, ainda após os 2 anos, não devemos oferecer refrigerantes, sucos de caixinha ou leites com sabor, pois são ricos em açúcar.

MEU FILHO NÃO COME, E AGORA?

Em primeiro lugar, é preciso controlar a ansiedade da família, avaliar se a criança não come ou a criança não come o quanto os pais gostariam que ela comesse. Em geral, os pais decidem quais alimentos serão consumidos, quando e em que lugar serão oferecidos; e as crianças, o quanto irão comer. O ser humano, desde pequeno, possui um mecanismo no cérebro que solicita a quantidade exata que o corpo necessita para seu funcionamento. Dando mais alimento que o necessário, pode-se alterar essa regulação.

O importante é ter certeza da qualidade dos alimentos oferecidos, com variedade adequada, sempre presentes proteínas, carboidratos, vitaminas e minerais.

Essas queixas são comuns em crianças por volta dos 2 anos, e essa etapa se caracteriza por um período de redução fisiológica na ingestão alimentar, até porque esse é um período de diminuição do ritmo de crescimento, sendo este inferior ao dos dois primeiros anos de vida (cerca de 2 a 3 kg por ano e 5 a 7 cm por ano). Portanto, há decréscimo das necessidades nutricionais e de apetite.

ALIMENTAÇÃO **153**

Não se deve fazer chantagem para a criança comer ou oferecer recompensas. Se os pais não considerarem esse comportamento transitório e agirem de maneira coercitivas, poderá ocorrer um distúrbio alimentar real e ele perdurar em fases posteriores.

Outro fator importante nessa fase é não oferecer outros alimentos a fim de compensar o que a criança não comeu na refeição principal. Por exemplo, se a criança não comeu bem no almoço, oferecer leite logo após. A criança deve entender que cada horário é específico para cada refeição; portanto, se ela não comeu bem no almoço, terá que aguardar pelo lanche da tarde.

O acompanhamento com o pediatra é essencial para tirar todas as dúvidas.

BIBLIOGRAFIA

Arantes ALA, Neves FS, Campos AAL, Neto MP. Método Baby Led Weaning (BLW) no contexto da alimentação complementar: uma revisão. SPSP; 2018.

Fonseca CRB, Fernandes TF. (Coordenadores). Puericultura passo a passo. São Paulo: Atheneu; 2018.

Sociedade Brasileira de Endocrinologia e Metabologia. Guia de alimentação de crianças de até dois anos Mar 2017. Disponível em: www.endocrino.org.br/guia-para-alimentacao-de-criancas-ate-dois-anos/.

Sociedade Brasileira de Pediatria. Departamento de Nutrologia. Guia Prático de Atualização: vegetarianismo na infância e adolescência, junho de 2017. Disponível em: www.sbp.com.br/imprensa/detalhe/nid/vegetarianismo-na-infancia-e-adolescência/

Sociedade Brasileira de Pediatria. Manual de orientação para a alimentação do lactente, do pré-escolar, do adolescente e na escola. Departamento de Nutrologia. 3. ed. Rio de Janeiro: SBP; 2012.

OBESIDADE INFANTIL

CAPÍTULO 14

Ana Paula Teixeira Melo

CONCEITOS

Esse é um tema de extrema importância por causa de sua pandemia mundial. A OMS (Organização Mundial da Saúde) aponta a obesidade como um dos maiores problemas de saúde pública no mundo. Nosso país, que há pouco vivera na desnutrição, hoje tem uma participação ativa nos números da obesidade infantil no mundo.

Em 2006 a prevalência de obesidade em crianças e adolescentes era de 16,8%. Já em 2016, a prevalência passou para 21,7% (Lancet). No Brasil a estimativa geral está em torno de 15%. O Quadro 14-1 apresenta dados da ABESO (Associação Brasileira para o Estudo da Obesidade e Síndrome Metabólica).

Devemos entender que a obesidade é uma doença crônica, não transmissível e multifatorial (sofre influências comportamentais, ambientais e genéticas).

De um modo muito resumido, existe um desequilíbrio no balanço energético, ou seja, entre a quantidade de energia consumida e gasta. Muitas calorias chegam ao organismo, poucas são gastas e o que sobra é armazenado principalmente na forma de gordura corporal.

Quadro 14-1. Prevalência da Obesidade por Região

	5-9 anos	10-19 anos
Norte	26%	17%
Nordeste	28%	17%
Centro-Oeste	35%	22%
Sudeste	39%	23%
Sul	36%	25%

O consumo dos alimentos ultraprocessados, o sedentarismo, o desmame precoce, a baixa ingesta de alimentos naturais são os principais fatores envolvidos. Existem casos raros de obesidade causada por uma doença monogênica ou obesidade fazendo parte de algumas síndromes, como a síndrome de Prader-Willi.

DIAGNÓSTICO

O acompanhamento rotineiro com o pediatra é essencial para a prevenção e/ou para um diagnóstico precoce, preferencialmente que o sinal de alerta já desperte quando a criança chega no sobrepeso.

Existem diversas formas de classificação, talvez a mais comum é quando usamos uma relação do peso e estatura: o índice de massa corporal (IMC). De acordo com seu índice Percentil e/ou Escore z, temos a classificações de acordo com a faixa etária (Quadro 14-2).

Quadro 14-2. Classificação da Obesidade de Acordo com Percentil e/ou Escore z por Faixa Etária

De 0 a 5 anos		
< Percentil 0,1	< Escore z -3	Magreza extrema
≥ Percentil 0,1 e < Percentil 3	≥ Escore z -3 e < Escore -2	Magreza
≥ Percentil 3 e < Percentil 85	≥ Escore z -2 e < Escore +1	Eutrofia
≥ Percentil 85 e < Percentil 97	≥ Escore z +1 e < Escore +2	Risco de sobrepeso
≥ Percentil 97 e ≤ Percentil 99,9	≥ Escore z +2 e ≤ Escore +3	Sobrepeso
> Percentil 99,9	> Escore z +3	Obesidade
De 5 a 19 anos		
< Percentil 0,1	< Escore z -3	Magreza extrema
≥ Percentil 0,1 e < Percentil 3	≥ Escore z -3 e < Escore -2	Magreza
≥ Percentil 3 e < Percentil 85	≥ Escore z -2 e < Escore +1	Eutrofia
≥ Percentil 85 e < Percentil 97	≥ Escore z +1 e < Escore +2	Sobrepeso
≥ Percentil 97 e ≤ Percentil 99,9	≥ Escore z +2 e ≤ Escore +3	Obesidade
> Percentil 99,9	> Escore z +3	Obesidade grave

O PAPEL DO PEDIATRA

Ele tem um papel importantíssimo; afinal, é o primeiro profissional que entra em contato com a criança.

Este contato inicia-se na consulta pediátrica a partir das 32 semanas (como preconizado) para orientar a alimentação da mãe e da família como um todo (principalmente quando já identificados hábitos não plenamente saudáveis). O pediatra deve sempre estimular o aleitamento materno exclusivo até os 6 meses e complementado até 2 anos ou mais. Deve também estimular uma introdução alimentar rica em nutrientes, orientando os pais a evitarem açúcar e produtos industrializados ou ultraprocessados até os 2 anos, e após esse período de forma mínima e consciente.

Nas consultas de rotina, a criança deve ser pesada e medida, ter seu IMC calculado e todos esses dados serem colocados nos gráficos. De preferência que esse gráfico fique de posse da família para que esses dados não se percam com uma eventual mudança de pediatra.

O pediatra também deve promover e estimular hábitos saudáveis além da alimentação, como: esportes regulares, boa qualidade de sono e uso consciente de eletrônicos.

Ao sinal de sobrepeso ou obesidade, encaminhar para tratamento em conjunto com equipe multiprofissional.

COMPLICAÇÕES

A obesidade acaba sendo a base de várias outras doenças, que podem aparecer em fases muito precoces e outras apenas na vida adulta. Podem ser de ordem física ou psicológica.

Os principais medos que acometem os cuidadores e profissionais de saúde são justamente as consequências para a criança que está crescendo em obesidade. Se para um adulto as consequências acontecem e são tão graves, para uma criança talvez o "peso" dessas consequências possa ser maior, justamente pelo fato de ter seu corpo ainda em formação.

Dos exemplos mais comuns, podemos citar: diabetes melito tipo II, dislipidemias, hipertensão arterial, doenças cardiovasculares, puberdade precoce (mais em meninas) e puberdade atrasada (mais em meninos), alguns tipos de câncer (mama e colorretal, por exemplo), alterações ortopédicas e posturais (em decorrência da sobrecarga nas articulações, principalmente joelho e quadris, podendo até levar ao deslizamento da epífise do fêmur), esteatose hepática, alterações na função pulmonar, apneia do sono, alterações dermatológicas (como estrias, acantose *nigricans*, fragilidade da pele em regiões de dobras que pode favorecer infecções bacterianas ou fúngicas), síndrome dos ovários policísticos, infertilidade futura, dentre outros.

O indivíduo obeso muitas vezes sofre discriminação tanto dos membros da sua família, da sociedade e, muitas vezes, de profissionais de saúde. Muitos o têm como pessoa "preguiçosa", "que não se esforça" ou que "não quer melhorar". E o efeito disso normalmente é a piora do quadro, já que o indivíduo se sente desmotivado a continuar o tratamento.

Dependendo da idade da criança, esse peso recai sobre seus cuidadores (principalmente pai e mãe). Importante falar que em outras doenças tão graves quanto esse tipo de discriminação e culpa não ocorre: não vemos pessoas questionando os doentes de asma, de câncer ou de doenças reumatológicas, por exemplo, com esse tipo de entonação ou crítica.

A criança ou adolescente pode apresentar desinteresse pela vida escolar e até ter um rendimento aquém de suas capacidades, justamente por ter problemas de relacionamento entre seus pares na escola. Uns, por sofrerem *bullying*, podem ir pelo caminho do isolamento social, outros vão para o lado da agressividade.

As questões de ordem psicológica também podem ser um gatilho inicial para o excesso de consumo alimentar. Por exemplo, uma criança que passa a comer muito mais após a separação dos pais, falecimento de um membro da família muito próximo, ou mudança de escola ou de casa.

Também podemos citar alguns exemplos de casos onde a obesidade acaba sendo uma complicação de uma outra doença que leve a prejuízos nos mecanismos de controle de fome e saciedade, como a compulsão alimentar, o transtorno de espectro autista ou a síndrome de Prader-Willi.

TRATAMENTO

Como qualquer doença crônica, o tratamento deve ser perene. Podemos e devemos traçar metas a curto, médio e longo prazos. O tratamento por meio de uma equipe multiprofissional tem maior chance de sucesso, no qual atuarão em conjunto pediatra ou hebiatra, endocrinologista pediátrico, nutricionista, psicólogo e educador físico.

É importante salientar que a alimentação de toda a família deve sofrer alterações em termos de qualidade e quantidade.

Quando pensamos em melhorar a qualidade, pensamos em diminuir o quanto for possível os produtos ultraprocessados e aumentar os alimentos naturais ou feitos em casa. Outro ponto é priorizar os alimentos mais ricos em nutrientes e fibras em detrimento daqueles que apenas oferecem calorias.

Já quando falamos em quantidade, pode ser um desafio principalmente para os adolescentes (que fisiologicamente têm seu apetite aumentado nessa fase da vida). Pensamos em aumentar a quantidade de alimentos que favoreçam a saciedade, que sejam ricos em fibras e tenham baixa densidade de calorias, e diminuir aqueles que em pequenas porções concentram grande quantidade de calorias (mais ricos em gorduras e açúcares).

Além dos cuidados com o que se come, é importante destacar o cuidado com o que se bebe: as bebidas açucaradas estão cada vez mais presentes na nossa rotina. Não oferecer sucos naturais até 1 ano de vida e depois com quantidades limitadas é uma recomendação oficial e pouco seguida, infelizmente. Os estudos mostram o aumento do risco de diabetes melito tipo II e da obesidade, por exemplo, para pessoas que consomem sucos rotineiramente. Outra questão muito importante que devemos lembrar sempre: não comprar aquilo que não queremos que a criança coma. É muito mais fácil eu comer aquilo que está no meu armário dentro de casa.

Na hora da fome ou simplesmente quando bate aquela vontade de comer alguma coisa, nós comemos o que tem dentro de casa. Se a casa estiver repleta de alimentos que não fazem bem, certamente será a primeira escolha das crianças, já que elas se guiam pelo sabor.

Recomendamos que o armário esteja vazio e a fruteira esteja cheia. Frases muito utilizadas hoje em dia, como "abrir menos e descascar mais", significam exatamente isso. Tornar o ambiente propício a bons hábitos é essencial para o sucesso do tratamento.

Estabelecer uma rotina de atividade física se faz necessário também. Muitas vezes o desafio está no tempo da família para levar a criança para fazer uma atividade, outras vezes é a falta de interesse por parte da criança em fazer alguma atividade. Mas o importante é estimular que sejam feitas atividade simples, como caminhada, andar de bicicleta ou pular corda, ou atividades coordenadas em academias, como aula de dança ou natação. Claro que existe uma infinidade de outras atividades e, se pudermos escolher aquela que a criança gosta, ela o fará com maior prazer, se dedicará mais e seus resultados serão melhores.

Além da prática rotineira de atividade física, ter cuidado com o tempo total que a criança é deixada na frente das telas (aqui vale a TV, o videogame, os tablets, os celulares, ou qualquer equipamento eletrônico).

Hoje em dia percebemos que o melhor tratamento é aquele que o paciente e seus familiares conseguem realizar. Não existe uma única forma de orientar, uma dieta específica, um exercício ideal. O que a equipe deve almejar é um tratamento individualizado, focado nas necessidades de cada família.

Sim, a obesidade é uma questão familiar. Para que a criança consiga atingir uma recomendação, é necessário que o ambiente e as pessoas que o habitam estejam preparados e colaborativos para ajudar que a recomendação se transforme em ação. Isso se torna especialmente importante para aquelas famílias que têm um filho obeso e outro não.

Por isso, antes de pensar ou falar que a mudança é devida à obesidade e tem como objetivo perder peso, talvez seja melhor falar em mudanças para ter mais saúde ou porque faz bem para o corpo. Assim, fica mais fácil para as crianças absorverem a nova rotina.

PREVENÇÃO

Para nós do universo materno-infantil, mais uma vez esse dueto mãe-filho tem uma importância muito grande. Existem estudos mostrando influências da alimentação desde o momento pré-concepcional, durante toda a gestação, durante a lactação e o comportamento alimentar nos primeiros anos de vida, especialmente até os 2 anos.

Apesar da figura materna ser extremamente importante fisiologicamente falando, não seria justo depositar essa responsabilidade apenas na mãe, já que o pai (e demais membros da família), apesar de não estar ligado com o bebê diretamente pelo cordão umbilical, está ligado diretamente às escolhas das compras dentro de casa e da forma com que todos se alimentam.

Na prática, a primeira medida é orientar a gestante a ter uma alimentação equilibrada, tanto no sentido de qualidade quanto no sentido de quantidade. Mas num cenário mais que ideal, o casal que deseja gerar um filho deveria se preocupar com sua saúde desde antes de iniciar as tentativas de engravidar.

Hoje tem se falado muito sobre a microbiota intestinal (os microrganismos que temos em nosso intestino). Dependendo da composição dessa microbiota, esta pode já sofrer influência tanto no sentido positivo quanto negativo em relação à obesidade e uma série de outras doenças.

Estimular o aleitamento materno é uma grande forma de prevenção da obesidade infantil. Sempre que for possível, ele deve ser iniciado na primeira hora de vida (independentemente do tipo de parto) e deverá ser orientado para a livre demanda. Isso quer dizer que o bebê não tem ritmo e nem hora certa para mamar.

O conceito de livre demanda tem que ser muito bem entendido pela mãe, pelo pai, pelos membros da família que estão em volta e eu diria até pelos profissionais de saúde (médicos pediatras e nutricionistas principalmente). Caso contrário, o aleitamento materno começa a ficar em risco.

Infelizmente é comum que as mães pensem que seu leite é fraco pelo fato de o bebê querer mamar toda hora. E muitas vezes acabam complementando com leite artificial desnecessariamente.

O bebê saudável nasce com os mecanismos de fome e saciedade funcionando; então, se ele quer mamar, deve ser aleitado, da mesma forma que, se não quer mamar, não deve ser. Quando o bebê está no aleitamento exclusivo, isso se torna natural, pois ele dá os sinais que quer mamar, ele mama até se sentir saciado e, se ele não quer mamar, não conseguimos fazê-lo sugar o seio materno. Nesse cenário, não nos preocupamos com a quantidade de leite em mililitros que está sendo ingerida. Confiamos no bebê.

Quando o aleitamento materno não é exclusivo, quando precisamos recorrer a outros tipos de leite, podemos correr o risco de querer controlar os horários e os volumes das mamadas. Principalmente quando a criança apresenta um baixo ganho ponderal.

OBESIDADE INFANTIL · **161**

Por exemplo: se forem preparados 90 mL, é natural que se tente fazer com que o bebê mame tudo, e, mesmo que ele pare de mamar, continua-se oferecendo. Ao longo do tempo, é como se estivéssemos "quebrando" os mecanismos de saciedade. Da mesma forma acontece com uma criança maior quando já está comendo as refeições. Muitos de nós, pais, carregamos frases como "tem que comer tudo", "tem que raspar o prato", "se não comer não vai crescer", e várias outras. Outros de nós carregam até marcas mais profundas, de ameaças com chineladas ou colheradas sendo dadas forçadamente.

Talvez essa cultura venha da época em que havia muita desnutrição em nosso país e, de fato, as crianças doentes e apáticas não tinham força ou ânimo nem para comer. Ou era o medo dos pais em relação à possibilidade de perda, já que podem ter presenciado muitas crianças que morriam das complicações da fome e desnutrição.

Da mesma forma que respeitamos o bebê em aleitamento materno, acreditando que ele mama o quanto precisa, precisamos respeitar e confiar que aquele mesmo ser, agora um pouco mais crescido, continua sabendo o quanto precisa de comida também.

Quando é feito o contrário, ficamos forçando a criança a comer tudo que nós colocamos no prato dela, ou ficamos dando prêmios por ela ter comido tudo, vamos "quebrando" os mecanismos de saciedade, e depois fica muito mais complicado de voltar atrás.

Desde sempre, precisamos ensinar a criança a ter uma boa relação com a comida. Proporcionar um ambiente agradável, tranquilo, sem brigas, sem eletrônicos ou distrações ajuda a criança a se concentrar na comida e perceber se está satisfeita.

Estimule a criança a conhecer e provar todos os sabores — azedo, amargo, doce e salgado — desde a introdução alimentar.

Nesse contexto, existem métodos de introdução alimentar que contam com a participação mais ativa da criança, como o BLW. Ou mesmo que os pais deixem a criança tocar na comida, ter as sensações, poder explorar o alimento, sem medo da sujeira ou da criança estar brincando com a comida. Tudo isso favorece que o ato de se alimentar seja mais natural e mais leve.

Idealmente, fazer as refeições com toda a família à mesa, evitar beliscos entre as refeições e evitar substituir a comida por guloseimas ou lanches também ajudam a criar um bom vínculo com a comida.

Cuidar da rotina de forma geral para que a criança tenha uma boa qualidade de sono e que tenha uma atividade física regular e pouco tempo de acesso às telas (2 horas por dia, no máximo) também são cuidados que devemos ter.

A prevenção ainda é o melhor caminho. Lembremos que a criança é o espelho da família. Todos juntos, com novos hábitos, podemos diminuir os números alarmantes da obesidade infantil.

BIBLIOGRAFIA

Andrade C et al. MMP-9 levels and IMT of carotid arteries are elevated in obese children and adolescents compared to non-obese. Arq Bras Cardiol São Paulo 2017 mar;108(3):198-203.

Brandalize M, Leite N. Alterações ortopédicas em crianças e adolescentes obesos. Fisioter Mov (Impr.). Curitiba 2010 jun;23(2):283-8.

Camargos CR et al. Prevalência de sobrepeso e de obesidade no primeiro ano de vida nas Estratégias Saúde da Família. Cad Saúde Colet Rio de Janeiro 2019 mar;27(1):32-8.

Campana NTC, Gomes IC, Lerner R. Contribuições da clínica da parentalidade no atendimento de um caso de obesidade infantil. Psicol Clin Rio de Janeiro 2014 dez;26(2):105-19.

Henriques P et al. Políticas de Saúde e de Segurança Alimentar e Nutricional: desafios para o controle da obesidade infantil. Ciênc Saúde Coletiva Rio de Janeiro 2018 dez;23(12):4143-52.

Luiz AMAG et al. Depressão, ansiedade e competência social em crianças obesas. Estud Psicol Natal 2005 abr;10(1):35-9.

Luiz AMAG et al. Depressão, ansiedade, competência social e problemas comportamentais em crianças obesas. Estud Psicol Natal 2005 dez;10(3):371-5.

Monte O, Longui CA, Calliari LEP, Kochi C. Endocrinologia para o Pediatra. 3. ed. São Paulo: Atheneu; 2009.

dos Santos DFB et al. Implicações da pouca preocupação e percepção familiar no sobrepeso infantil no município de Curitiba, PR, Brasil. Ciênc Saúde Coletiva, Rio de Janeiro 2017 mai;22(5):1717-24.

DIABETES MELITO TIPO 1

CAPÍTULO 15

Ana Paula Teixeira Melo

CONCEITOS

Também conhecido como diabetes dependente de insulina ou "diabetes da criança". Existem descrições em papiros que datam de 1500 a.c. dos sintomas clássicos do diabetes melito tipo 1 (DM1) e que deram seu nome: diabetes = sifão (pela perda excessiva de urina) e melito = doce como mel; ou seja, urina doce.

Hoje em dia sabemos que ocorre uma alteração no sistema imunológico, e as nossas células de defesa passam a atacar as células do pâncreas que produzem a insulina, as chamadas de células beta. Com isso, a capacidade de produzir a insulina é perdida.

Ainda não se sabe ao certo os fatores desencadeantes desse processo de autoimunidade. A partir do momento que ele começa, vai havendo uma destruição progressiva até que os primeiros sintomas da falta da insulina surjam.

A insulina é um hormônio que, resumidamente, serve para fazer com que as moléculas de glicose (açúcar) possam entrar nas células e, assim, gerar energia para que todas as suas funções sejam desempenhadas.

Claro que esse mecanismo não é único: existem células que não dependem de insulina e existem outras vias metabólicas de geração de energia para a célula. Porém, o caminho via insulina é o mais abundante, o mais comum e o mais importante.

Outrora, o diagnóstico para a criança com diabetes tipo I era como uma sentença de morte ou de uma vida muito doente. Após o advento da terapia com a insulina, e cada dia mais, esse diagnóstico passou a ser apenas mais uma doença crônica que acomete o ser humano, mas que se pode ter vida completamente normal.

Não há diferença no potencial e nas possibilidades de um indivíduo com e sem diabetes. Não é uma doença limitante; se bem cuidada e com doses de insulina ajustadas, a criança não terá nenhum prejuízo em sua vida.

É mais comum na infância, mas pode acontecer em qualquer idade. Importante destacar que o DM1 não é causado por excesso de doces, como muitas famílias ainda ouvem. Infelizmente, ainda há muitos mitos e muita desinformação acerca de tudo que se relaciona com o diabetes, justamente por confundi-lo com outros tipos de diabetes.

Existem outros tipos de diabetes melito: tipo 2, gestacional, monogênico, ligado a síndromes e tipos raros. O mais comum, sem dúvida, é o diabetes melito tipo 2, cujo tratamento inicial pode ser com medicação via oral e tem maior relação com adultos, obesos e maus hábitos alimentares.

Parece haver um aumento nos números de pessoas acometidas no mundo todo com DM1. Entre irmãos gêmeos monozigóticos (idênticos), há uma maior chance de ambos desenvolverem o diabetes, mas não é de 100%. Entre irmãos de qualquer idade, as chances também são maiores do que as da população em geral.

DIAGNÓSTICO

Ninguém espera ter uma criança com esse diagnóstico. Por isso é importante que os pais e os pediatras saibam reconhecer os sintomas para que identifiquem o quanto antes.

Os sintomas mais comuns são: urinar excessivamente (chegando até a fazer xixi na cama ou acordar à noite para ir ao banheiro), sede excessiva, fome excessiva, perda de peso, cansaço, turvação visual, infecções. Chegam ao ponto de iniciar náuseas, vômitos, desidratação, alterações respiratórias e graus variados de perda de consciência, que podem levar ao coma.

O diagnóstico é feito pela mensuração dos níveis de glicose (açúcar) no sangue: a glicemia. Isso pode ser feito por meio dos aparelhos portáteis chamados glisosímetros (ou Dextro) ou por meio da coleta de sangue e avaliação pelo laboratório (Quadro 15-1).

Os anticorpos responsáveis pela destruição das células-beta também podem ser avaliados por meio de uma coleta de sangue pelo laboratório, porém o fato de não serem positivos não exclui o diagnóstico de diabetes, pois podemos ter outros anticorpos ainda não reconhecidos.

Quadro 15-1. Valores de Referência da Glicemia

	Glicemia em jejum (mg/dL)	Glicemia ao acaso (mg/dL)
Normal	até 99	
Pré-Diabetes*	100-125	
Diabetes	Acima 126	Acima de 200 + sintomas

*Hoje em dia também conhecido como "Glicemia de Jejum Alterada", "Intolerância Oral à Glicose" ou "Risco para Diabetes".

DIABETES MELITO TIPO 1

É importante que o médico que atende no Pronto-Socorro fique atento aos sintomas para poder pensar na possibilidade de diabetes. Muitos casos já foram descritos de demora do diagnóstico por confundir-se com um problema respiratório (já que o aumento da frequência respiratória é um sintoma em comum em várias patologias, inclusive com o diabetes) ou problemas gastrointestinais.

Hoje em dia, existem hospitais que utilizam o Dextro (mensuração da glicemia capilar) já na triagem da Enfermagem em alguns casos, o que ajuda a aumentar a chance de um diagnóstico mais rápido.

O PAPEL DO PEDIATRA

O papel do pediatra, em primeiro lugar, é estimular o aleitamento materno exclusivo até os 6 meses e complementado até os 2 anos ou mais, além de orientar a família a evitar o leite de vaca nesse período, principalmente abaixo dos 3 meses de vida.

Também tem os papéis de suspeitar do diagnóstico de acordo com o que a família lhe relata em termos de sintomas e de encaminhar para o endocrinologista pediátrico para acompanhamento conjunto.

COMPLICAÇÕES

Hoje em dia, com as possibilidades de tratamentos disponíveis e com a educação em diabetes, as complicações estão cada vez menos presentes; porém, caso os níveis de glicemia não sejam adequadamente controlados, elas podem, sim, aparecer.

As complicações costumam levar vários anos de tratamento inadequado, com valores de glicemia muito fora da meta, para começar a aparecer. Alguns órgãos são mais sensíveis, por assim dizer, do que outros. Esse mais sensíveis normalmente dão os primeiros sinais: principalmente rins e retina.

Ao longo de muito tempo com a glicemia alta, as lesões vão acontecendo de uma forma silenciosa, e só vão dar sinais e/ou sintomas quando o órgão já estiver bem comprometido.

As possiblidades de complicações não devem servir para pressionar o paciente ou seus cuidadores. Frases do tipo "se você não se cuidar, vai perder o rim ou vai ficar cego" não devem fazer parte das consultas de rotina. Porém, eles têm de ser alertados dessa possibilidade e sempre respondidos com a maior clareza possível.

Ao menos uma vez ao ano, temos que fazer uma busca ativa dessas complicações com exames de rotina. Ao menor sinal de exames alterados, novos especialistas precisam fazer parte da equipe multiprofissional.

Nesse momento também fazemos uma busca ativa de outras doenças autoimunes que não são consideradas como complicações, mas sim comorbidades que podem ocorrer, tais como doença celíaca ou tireoidite de Hashimoto.

TRATAMENTO

A equipe multiprofissional precisa estar atenta às questões de ordem psicológica (diabulimia, depressão, compulsão alimentar etc.), por isso o psicólogo precisa acompanhar as famílias constantemente em alguns momentos da vida bem de perto e em outras fases com menor frequência.

TRATAMENTO

O tratamento com uma equipe multiprofissional é sempre melhor. Fazem parte o pediatra, o endocrinologista pediátrico, o nutricionista e o psicólogo. Podem fazer parte também o enfermeiro e o educador em diabetes. Quanto mais educação em diabetes a família tiver, maiores são as chances de sucesso, principalmente a longo prazo.

O tratamento baseia-se na verificação da glicemia e na reposição da insulina que não é mais produzida pelo organismo. Diferentemente de outros tipos de diabetes, não existem alternativas à insulina.

Para mensurar a glicose, podemos usar a glicemia capilar ou da "ponta de dedo", onde é feita uma coleta de sangue da ponta dos dedos e medida com uma tira reagente com os glicosímetros (Dextro). Existem também aparelhos que ficam instalados no tecido celular subcutâneo e fazem mensurações da glicose no interstício continuamente (sensores).

A reposição hormonal é feita basicamente com dois tipos de insulinas: uma de ação lenta (também chamada de insulina basal) e outra de ação rápida (também chamada de insulina de correção).

Existem várias formas de administração da insulina. Em ambiente hospitalar, podemos usar qualquer via de acesso: intramuscular, endovenoso ou subcutâneo. Em casa, a família pode utilizar apenas a via subcutânea, por isso deve receber treinamento para saber aplicar com a técnica correta e deve aprender a fazer o rodízio das aplicações corretamente.

Pode ser administrada com seringas agulhadas, canetas de insulina ou bombas de infusão contínua de insulina. Atualmente, para maiores de 18 anos, há a possibilidade também da insulina por via inalatória, uma promissora alternativa para diminuir o número de picadas.

Inicialmente, estimamos as doses de insulina de acordo com o peso do paciente e, com o passar do tempo, vamos ajustando conforme a necessidade de cada um, já que isso é muito individual.

O tratamento mais atualizado e almejado é o que envolve múltiplas doses diárias, sempre com uma dose fixa da insulina basal e doses variáveis da insulina rápida antes das refeições.

Pensando na dose total diária, cerca de 30%-40% devem ser deixados de insulina basal. Dependendo do tipo de insulina, essa dose pode ser dividida em duas ou três aplicações diárias ou apenas uma aplicação única diária.

O restante da dose deixamos para a insulina rápida, que deve ser utilizada sempre antes de cada refeição. Inicialmente e dependendo do paciente, da idade e de suas características, as doses podem ser necessárias apenas nas grandes refeições; mas, com o passar do tempo, vemos que a necessidade passa a ser para todas elas, sem exceção.

É muito comum os pais serem indagados pelos demais familiares quanto a essa frequência de aplicações, pois há a preocupação com o excesso de insulina. E muitas vezes isso se torna um fator limitante nos casos em que o pai ou a mãe (ou ambos) precisem se ausentar por motivo de trabalho ou outros afazeres. É comum que os familiares tenham receio de aplicar a insulina e deixem a criança comer livremente.

O conceito antigo de utilizar a insulina apenas quando a glicemia estiver alta ainda existe e, pasmem, é adotado por muitos profissionais de saúde, infelizmente. O conceito é: se a glicemia está boa, e a criança vai comer, vai chegar mais açúcar, esse açúcar precisará de insulina para sair do sangue e entrar nas células, então eu preciso dar a insulina antes de comer para dar tempo dessa glicose não se acumular no sangue e não ter riscos dos efeitos colaterais.

Quando comemos, o alimento começa a sofrer um processo de digestão e, conforme isso vai evoluindo, os nutrientes vão caindo na corrente sanguínea. Nesse momento a insulina já deve estar presente para que não se acumulem muitas moléculas de glicose. Por isso, aplicamos a insulina rápida algum tempo antes de iniciar a refeição.

A meta geral é que os níveis de glicemia fiquem entre 70 mg/dL e 180 mg/dL. Claro que as metas podem ser individualizadas conforme as necessidades dos pacientes. Além das medições da glicemia, pelas quais vemos se o paciente está com a glicemia no alvo estabelecido, existem outros parâmetros que ajudam no acompanhamento.

Esses parâmetros tentam enxergar além dos momentos pontuais nos quais realizados o Dextro. Temos um parâmetro laboratorial chamado hemoglobina glicada (HbA1c), que deve ser medida a cada 3 meses, e a meta é que fique abaixo de 7%. Para os pacientes que utilizam sensores que medem a glicose continuamente, pensamos em tempo-alvo, que deve ser almejado acima de 80%, ou seja, um paciente que fica mais de 80% do tempo com a glicemia entre 70 mg/dL e 180 mg/dL terá menos chances de complicações ao longo do tempo.

Então, a rotina comum é: 1. insulina basal dose fixa (uma a três doses ao longo do dia, de acordo com o tipo de insulina usada); 2. insulina rápida antes de cada refeição, onde é realizada a mensurações dos níveis de glicose e aplicada uma dose. Esta dose pode ser decidida de acordo com uma tabela ou de acordo com o que a criança vai comer (a chamada contagem de carboidratos). Em alguns momentos específico, 2 horas após essa refeição deve-se realizar uma nova mensuração dos níveis de glicose para checar se a dose administrada de insulina foi adequada.

Os cuidados também devem ser orientados quanto à possibilidade de hipoglicemia, ou seja, para valores de Dextro abaixo de 70 mg/dL, o que demanda uma reposição rápida de açúcar. Nesse caso, a criança deve receber mel ou água com açúcar, ou qualquer líquido doce (exceto leite), para que a glicemia volte a ficar acima de 70 mg/dL em 15 minutos.

Além da insulina, a criança deve ser estimulada a ter bons hábitos de vida como qualquer outra. Deve ser estimulada a praticar atividade física regular, cuidados com a qualidade dos alimentos (quanto mais natural melhor), boa qualidade de sono, deve brincar e receber autonomia, amor e responsabilidade.

As saúdes física e emocional dos pais acabam sempre ficando de lado. Então, os profissionais que estão envolvidos no tratamento devem ter um olhar de atenção para eles também, sabendo encaminhar para tratamento quando necessário. É muito comum que, com a preocupação excessiva com o DM1, os pais se esqueçam de se cuidar.

PREVENÇÃO

Como não sabemos o que o determina, não conseguimos saber de nenhuma forma de prevenção efetiva do diabetes melito tipo I, exceto pelo estímulo ao aleitamento materno exclusivo até os 6 meses e complementado até os 2 anos ou mais, além de orientar a família a evitar o leite de vaca nesse período, principalmente abaixo dos 3 meses de vida.

BIBLIOGRAFIA

Bratina N, Forsander G, Annan F, Wysocki T, Pierce J, Calliari LE *et al.* 2018 ISPAD clinical practice consensus guidelines management and support of children and adolescents with type 1 diabetes in school. Pediatric Diabetes 2018;19:287-301.

Giuffrida FMA, Moises RS, Weinert LS, Calliari LE, Della Manna T, Dotto RP, *et al.* Maturity Onset Diabetes of the Young (MODY) in Brazil: establishment of a national registry and appraisal of available genetic and clinical data. Diabetes Res Clin Pract (Print) 2017;123:134-42.

Maia FFR, Araujo LR. Acurácia, utilidade e complicações da monitorização subcutânea contínua da glicose (CGMS) em pacientes pediátricos com diabetes tipo 1. J Pediatr Rio de Janeiro, Porto Alegre 2005 ago;81(4):293-7.

Melo KFS, Bahia LR, Pasinato B, Porfirio GJM, Martimbianco AL, Riera R, *et al.* Short-acting insulin analogues versus regular human insulin on postprandial glucose and hypoglycemia in type 1 diabetes mellitus: a systematic review and meta-analysis. Diabet Metabol Syn 2019;11:1-13.

Monte O, Longui CA, Calliari LEP, Kochi C. Endocrinologia para o Pediatra. 3ª ed. São Paulo: Atheneu; 2009.

Zanetti ML, Mendes IAC, Ribeiro KP. O desafio para o controle domiciliar em crianças e adolescentes diabéticas tipo1. Rev Latino-Am Enfermagem, Ribeirão Preto 2001;9(4):32-6.

A IMPORTÂNCIA DO SONO NO DESENVOLVIMENTO INFANTIL

CAPÍTULO 16

Carolina Galindo
Paula Cristina Sellan Fukusato

A IMPORTÂNCIA DO SONO E SUA FISIOLOGIA

Todos precisam dormir, sejam recém-nascidos com poucas semanas ou adultos, pois o sono é uma necessidade fisiológica do organismo. Dormimos porque o sono tem função restauradora para corpo e mente. Dormir é certamente necessário para nos comportarmos adequadamente durante o dia. A função do sono é permitir o descanso do nosso corpo, consolidar todo nosso aprendizado, para que possamos estar em alerta durante o dia.

Os adultos já estão acostumados com o processo do sono, ir para a cama sozinhos, dormir a noite inteira, dormir novamente caso desperte no meio da noite. Inclusive acreditamos que dormimos a noite inteira sem interrupções e acordamos ao som do despertador no dia a dia, mas desconhecemos o fato de que despertamos até 12 vezes em uma noite, dormimos em ciclos, alternando-os como sono leve e profundo, apenas virando para o outro lado e dormindo novamente, inconscientemente, sem se recordar pela manhã.

Muitos pais acreditam que, quando a criança adormece e depois de 20 a 40 minutos acorda e começa a chorar, ela já está satisfeita com o sono e pronta para se levantar. Isso acontece porque a criança ainda não aprendeu a se reacomodar sozinha entre um ciclo de sono e o próximo.

Um bebê nunca aprenderá a desenvolver a habilidade de se reacomodar sozinho até que tenha aprendido a dormir por conta própria. Se ele não conseguir se reacomodar sozinho, invariavelmente vai começar a chorar, já que é a única forma de se comunicar.

O sono é um estado de comportamento do cérebro em que podemos estar dormindo (sono) ou acordados (vigília). Durante o sono, o corpo passa por fases e estágios completamente diferentes entre si e que se intercalam. Há duas fases de sono: Não REM e REM.

170 CAPÍTULO 16

Os padrões de sono já iniciam seu desenvolvimento desde o útero enquanto feto por volta de 6 ou 7 meses de gestação. Inicia-se pelo estágio REM e em seguida o não REM. A sigla REM está associada à rápida movimentação dos olhos (*rapid eye movement*) e a sigla Não REM (*not rapid eye movement*) à movimentação não rápida. Os sonos REM e Não REM alternam-se durante a noite, sendo que, nas crianças, 50% do sono é correspondente ao Não REM, o qual se divide em três ciclos, e 50% ao sono REM.

- *N1:* é a fase de sonolência, o início do sono, estamos sentindo as principais sensações; nessa fase, podemos facilmente ser acordados, nossa percepção com relação ao mundo diminui.
- *N2:* é o sono intermediário, as atividades cardíaca e respiratória são reduzidas, relaxam-se os músculos e a temperatura do corpo cai.
- *N3:* sono mais profundo, não há muita variação na função do corpo, dificilmente somos despertados.

O sono da fase REM acontece várias vezes durante a noite, caracterizado pela intensa atividade cerebral, muito semelhante ao estado de vigília. Nessa fase, nosso estado cerebral é ativo, o corpo utiliza mais oxigênio, sinal de que gastamos mais energia. É no REM que ocorrem os sonhos. Embora a fase do REM não resulte em um descanso profundo, ela é importante para nossa recuperação emocional.

Nos bebês, na fase do sono REM, o bloqueio de estímulos motores não está completamente desenvolvido; dessa forma, podemos observar um bebê fazendo caretas, sorrindo, chutando ou emitindo diferentes sons e resmungos. A partir dos 12 meses de idade, o bebê já sabe engatinhar ou andar. Nessa fase seus estímulos motores já estão mais bloqueados e ele consegue ficar em seu lugar com mais segurança durante o sono.

À medida que a criança cresce e se desenvolve, a duração do ciclo de sono altera-se e aumenta: inicia em aproximadamente 50 minutos e se estende para 90 minutos como nos adultos. Ter um sono de qualidade é importante desde o nascimento até a vida adulta. É durante o sono que diversas funções do organismo são reguladas e fortalecidas, pois é nele que ocorre o desenvolvimento do cérebro, com fortalecimento das sinapses, recuperação do sistema imunológico e solidificação do aprendizado do dia.

HORMÔNIOS IMPORTANTES

Os principais hormônios relacionados com o sono:

- *Melatonina:* um neuro-hormônio indutor e regulador do sono, começa a ser liberado 1 hora e meia antes do sono e vai reduzindo até o momento de despertar, atuando na resposta do organismo em relação às mudanças do ambiente. A melatonina necessita de um ambiente escuro para sua produção,

A IMPORTÂNCIA DO SONO NO DESENVOLVIMENTO INFANTIL **171**

e seu pico ocorre às 21 h. Bebês até 3 meses possuem a produção de melatonina de forma irregular, o que acaba tornando o seu sono mais fracionado.

- *Cortisol:* tem seu pico máximo antes de acordar, pode competir com a melatonina quando a criança está muito irritada, dificultando o sono.

O uso de tecnologias eletrônicas diminui o tempo de sono em crianças, pois aumenta o índice de cortisol, havendo irritabilidade e alteração de humor. A luz azul emitida por essas telas atrasa a liberação da melatonina; assim, as crianças demoram mais para adormecer e tendem a ficar mais cansadas de dia, pois não atingiram um sono restaurador.

- *GH:* hormônio responsável pelo crescimento, liberado durante o sono na forma de pulsos, geralmente no sono profundo, depois dos primeiros 30 minutos de sono, com seu maior pico entre 23 h e 24 h.

- *Grelina e leptina:* a leptina é o hormônio da saciedade e a grelina é o hormônio relacionado com o apetite; portanto, a criança que dorme menos tende a comer mais, pois desregula a leptina, podendo ficar propensa à obesidade infantil.

POR QUE DEVO AJUDAR MEU FILHO A DORMIR?

É no sono que a criança se desenvolve e cresce. O sistema imunológico da criança é fortalecido durante o sono. Os pequeninos que não desfrutam de um sono adequado podem ficar mais suscetíveis a doenças, pois durante o sono produzimos anticorpos e proteínas que ajudam na imunidade. A privação do sono pode gerar dificuldade nas aprendizagens visual e motora, e ela também influencia o comportamento, o desenvolvimento e o relacionamento com a família.

Como é o padrão de sono por idade:

- *Recém-nascido (até 3 meses):* pode ter um tempo de sono superior a 16 horas, ainda relaciona a mamada ao sono, comum dormir após mamar, a produção de melatonina é muito irregular, portanto seu padrão de sono também. Pode dormir 3 horas seguidas, como pode acordar de hora em hora.

- *3 a 12 meses:* a sua soneca diurna pode durar até 3 ou 4 horas em média três a quatro vezes ao dia; aos poucos irá ter uma fase de sono noturna mais longa.

- *1 a 3 anos:* em geral fazem uma soneca de dia, após os 2 anos podem não fazer mais nenhuma; dormem à noite de 10 a 12 horas.

- *3 a 5 anos:* podem ter uma ou nenhuma soneca, têm padrão de sono semelhante ao adulto.

Só consideramos uma boa soneca quando o bebê ou a criança adormece por no mínimo 1 hora. Caso seu bebê desperte antes disso, estimule que ele volte a dormir e estique um pouco mais o tempo da soneca. Muitos pais acreditam, que deixando os filhos cansados e não realizando as sonecas, esse dormirá com mais facilidade ou a noite toda, mas o acúmulo do cansaço aumenta o nível de cortisol e a irritação, fazendo com que a criança durma menos, demore mais para adormecer e desperte à noite.

A fase entre 5 e 12 anos de idade é realmente a mais desperta na vida de uma criança; geralmente, elas dormem bem de noite e ficam despertas durante todo o dia, podendo não haver nenhuma soneca diurna. Quando ainda necessitam de sonecas diárias, pode ser observado se não há uma privação de sono crônica.

Falando principalmente dos bebês, a partir de 3 meses existem diversos fatores que podem fazê-los despertar durante o sono. Vale lembrar que até 1 ano a criança pode acordar durante a noite para mamar, pois não tem a sua ingesta diária de alimentos que pode ainda não ser suficiente para que a criança durma a noite toda. Ainda vale lembrar que existem muitos fatores que podem interferir no sono noturno, tais como picos de crescimento, saltos de desenvolvimento, quando a criança está doente, nascimento dos dentes, roupa (excesso ou pouca), temperatura do quarto não adequada (calor, frio), quarto com excesso de luminosidade, entre outros.

Existem alguns outros fatores que influenciam, como ter muitos estímulos antes de dormir (brincar com a criança de correr, por exemplo, ou deixar ligada a TV e com som alto). Isto faz com que a melatonina seja inibida e, assim, a criança demore para conseguir dormir, por isso, em média 1 hora a 1 hora e meia antes de dormir, reduzir a luminosidade e ruídos do ambiente, realizar brincadeiras calmas, dar um banho para acalmar, contar história, ouvir música baixa e calma, antes de dormir.

Outro fator importante que muitas vezes é deixado de lado pelos pais é que a criança que não dorme bem de dia não dorme bem à noite. De acordo com a fase, precisa realizar sonecas diurnas para evitar o acúmulo de cansaço e a irritação e, assim, melhorar o sono noturno também. Para a última soneca do dia, sempre acordar a criança 3 horas antes da hora de deitar na cama para dormir à noite.

Talvez o principal motivo seja a falta de rotina. A criança que não tem rotina não está preparada para o que está por vir no seu dia a dia. Se todos os dias acontece a redução de estímulos comentada acima — colocar o pijama, escovar os dentes etc. —, a criança já entende qual é o momento de desacelerar e fica pronta para isso; com a repetição diária, a criança vai inclusive, com o passar do tempo, demonstrar sinais de sono, entre os quais: começa a bocejar, puxa as orelhas, esfrega as mãos no rosto, perde interesse por brincar, fica irritada. Importante aprender a observar esses sinais, pois, assim, quando iniciarem, já é hora de colocar a criança para dormir antes que ela fique nervosa e comece aquele choro inconsolável.

Por volta dos 9 meses, pode acontecer a angústia da separação. É quando o bebê percebe que não é mais uma extensão do corpo da mãe, o que pode ocorrer em qualquer momento, quando a mãe volta a trabalhar, por exemplo, e a criança sente sua falta de dia, podendo afetar o sono noturno.

AJUDANDO MEU FILHO A TER BONS HÁBITOS

Em geral, temos nossa própria forma de interagir com os nossos filhos durante o dia e na hora de dormir. Criamos diferentes meios e hábitos de sono diante da dinâmica da casa e da família, mas nem todas as rotinas ou hábitos funcionam igualmente bem para todos.

Diante da dinâmica da família e da história que cada uma traz consigo, diferentes hábitos e gatilhos serão incorporados. Haverá famílias que dormirão todos no mesmo cômodo, ou até mesmo na mesma cama. Famílias que residem em áreas mais barulhentas com tráfego intenso, ou ambientes mais silenciosos. Haverá o bebê que aprenderá a adormecer mamando no peito, sugando uma mamadeira, balançando em uma cadeirinha, no colo dos pais ou dormirá sozinho no berço.

Mesmo acreditando que alguns hábitos sejam mais adequados, se sua rotina atual está funcionando para sua família, se vocês estão felizes com ela, se seu bebê dorme facilmente e os despertares noturnos não são frequentes a ponto de criar privação de sono em vocês, muito provavelmente tudo está bem e não há necessidade de vocês alterarem.

Entretanto, é importante considerar que algumas rotinas ajudam a melhorar a qualidade de sono do seu filho. Mesmo que não se incomode de se levantar algumas vezes durante a noite, imagino que preferiria não se levantar mais.

Segundo os especialistas, é por intermédio das sinapses que criamos o hábito do sono. A repetição fortalece uma sinapse, gerando um hábito, e esse pode ser associado a um bom hábito ou a mau hábito, como adormecer mamando no colo, ou adormecer sendo ninado ou com chupeta, na cama dos pais, fazendo com que a criança acorde várias vezes durante a madrugada e não consiga adormecer sozinha.

Toda mudança de hábito é desconfortável, por isso o bebê sentirá desconforto nos primeiros dias da nova rotina.

As crianças pequenas com frequência não conseguem voltar a dormir sozinhas rapidamente após um ciclo ou despertar. Muitas vezes elas foram adormecidas em um ambiente e despertaram em outro. Isso causa uma sensação estranha, como se algo tivesse errado, por exemplo, caso a última coisa que tenham visto antes de adormecer seja o colo dos pais e, ao acordar entre um ciclo e outro, estejam em um berço. Esse fato as assustará e as fará chorar pedindo socorro.

A rotina auxilia muito o dia a dia dos pais com o bebê, principalmente porque ajuda a conhecer a criança e identificar os tipos de choro do bebê. Quando se segue uma rotina, se tem mais certeza se o choro do bebê está relacionado com a fome, a hora de dormir ou cansaço, além dos sons soarem diferentes. A insegurança na família se reduz por saber que o bebê está próximo da hora de dormir ou próximo da hora de mamar. As crianças também se beneficiam muito da rotina, pois elas não gostam de serem surpreendidas, a surpresa traz uma sensação de insegurança. O ajuste/implementação da rotina permite a sensação de segurança, proteção e evita as birras, pois a criança já sabe o que acontecerá após determinado evento ou atividade.

A mudança de hábito deve ser feita com acolhida. É importante não deixar o bebê chorando sozinho, pois ele ainda não possui maturidade para entender que a mãe está no quarto ao lado. O choro de um bebê muitas vezes é inevitável; então, quando acontecer, é importante que um adulto esteja ao lado dele tentando acalmá-lo e passando segurança para ele. É muito importante criar hábitos ao longo do desenvolvimento do bebê os quais a família concorde que sejam hábitos positivos. Muitas vezes o ato de adormecer está associado a um hábito que nós adultos ensinamos repetidamente para a criança, como o uso de chupeta, mamar no peito, ninar, pegar no colo.

CAMA COMPARTILHADA

A recomendação da Sociedade Brasileira de Pediatria (SBP) é que o bebê durma durante a noite no quarto dos pais até a idade de 6 meses e em berço próprio. Importante destacar alguns riscos adicionais que a cama compartilhada pode trazer; pois, quando estamos dormindo, nossos movimentos são inconscientes e involuntários. Muitas vezes a exaustão não nos permite observar alguns movimentos, os quais podemos acometer.

Muitos alegam que dormir junto pode evitar despertares noturnos durante a noite. Entretanto, as evidências científicas com relação à segurança são essenciais. Estudos realizados em diversos países descobriram que, na maioria dos casos de compartilhamento de cama, os bebês tiveram sua boca e nariz tampados pelas cobertas aos menos uma vez, muitas vezes acima da linha dos olhos. Durante a observação dos pesquisadores, um terço dos pais acidentalmente colocava um braço ou uma perna por cima do bebê enquanto dormiam.

Vale ressaltar que os ciclos e a necessidade de sono da criança e do adulto são diferentes, o que pode também ocasionar a ida dos pais mais cedo para a cama, além de barulhos no meio da noite, como o adulto virar de lado, roncos, despertador, que favorecem o despertar da criança mais cedo.

IMPORTANTE: Os riscos aumentam consideravelmente em caso de bebês prematuros ou abaixo do peso.

COMO AJUSTAR O AMBIENTE

O ambiente do quarto deve ser apropriado ao momento do sono. Deve ser um local calmo e arejado, e é importante associar a cama somente à hora de dormir, evitando brincadeiras na mesma. Dessa maneira, se faz necessário deixar a mesma o mais "limpa" possível de objetos.

A localização do berço é de extrema importância. Evite colocar próximo a cortinas, cordas da veneziana e mantenha longe do alcance de qualquer coisa que a criança, conforme seu desenvolvimento, possa vir a alcançar, tais como

A IMPORTÂNCIA DO SONO NO DESENVOLVIMENTO INFANTIL

175

prateleiras, interruptores ou objetos do trocador. O ideal é evitar berços com cabeceira e lateral de madeira inteiriça, pois as novas pesquisas indicam que a restrição de fluxo de ar pode contribuir com a síndrome da morte súbita. Na hora da escolha do berço, tenha certeza que ele atenda os padrões estipulados pelo INMETRO e que esteja bem montado. Ele também necessita ter um colchão firme, com encaixes confortáveis e que seja exatamente nas dimensões do berço para que não haja vãos livres. O cestinho muito utilizado no passado, conhecido como moisés, possui atualmente diversas opções. Existem alguns modelos de carrinhos que em sua configuração permitem acoplar um cesto similar ao moisés na estrutura.

O berço acoplado é uma opção que se ajusta à altura da cama dos pais e traz uma agradável sensação de cama compartilhada, e com a segurança de berço, pois neste caso o bebê permanece seguro em seu espaço. Permite que os pais facilmente possam tocar o seu bebê ou pegá-lo com mais facilidade para amamentar. Importante checar se o berço acoplado está bem encaixado na cama dos pais para evitar qualquer risco de queda.

Os móbiles no berço podem estimular o bebê nos despertares do sono, dificultando a emenda de um ciclo de sono para outro, pois é a primeira coisa que o bebê pode observar ao abrir os olhos dormindo de barriga para cima. Caso o bebê faça muitos despertares noturnos, seria aconselhável retirar o móbile no período noturno. Quando o bebê atinge uma idade que seja capaz de se levantar e agarrá-lo, caso haja o móbile no berço, o mesmo deve ser retirado por questões de segurança.

A temperatura de conforto para dormir é entre 24° e 25° graus, podendo ser utilizado o ar-condicionado desde que seja feita a limpeza do filtro de ar a cada 6 meses. No caso do frio, evitar o excesso de cobertores, até para que o peso dos cobertores no corpo não incomode. Uma boa dica é o uso do saco de dormir, pois evita o uso de lençol e cobertores na hora do aquecimento do bebê.

Para o teste da temperatura do bebê, em caso de dúvidas, sinta a nuca ou a barriga do bebê. Caso queira aquecer as extremidades como mãos e pés, fazer o uso de luvas e meias em vez de acrescentar cobertores. Muitos bebês acordam por volta das 4 h da manhã sentindo frio, pois é a hora mais fria da noite.

A luminosidade deve ser diferenciada entre sonecas e sono noturno, devendo à noite o quarto estar escuro, evitando luzes de abajur em seu interior. O escuro favorece a produção de melatonina, e é na escuridão que a glândula pineal do cérebro produz esse sedativo natural que desacelera nosso corpo. Além disso, a criança pode realizar alguns despertares durante o sono; caso a mesma observe uma luz, existe uma chance maior dela despertar e não voltar a dormir novamente. Caso resida em locais onde demore para escurecer, avalie a possibilidade de comprar cortinas *black out*. Durante o dia, o indicado é que o quarto fique mais claro que a noite.

Os pijaminhas do bebê devem ser os mais confortáveis possíveis; evite roupas com zíper ou botões na parte traseira, golas, capuz ou babados.

O objeto de apego, por exemplo a naninha pode ser uma excelente saída para as crianças se sentirem mais seguras durante o sono, vendo que toda vez que acordarem, na mudança dos ciclos, esse objeto estará ao seu lado.

ALIMENTAÇÃO E SONO

No caso de bebês que ainda mamam, não se deve estipular um período ou data com relação às mamadas noturnas. Essas devem ser sempre orientadas pelo pediatra, mas se deve sempre atentar para a ingesta durante o dia e principalmente se as mamadas noturnas são efetivas e o bebê desperta porque tem fome e não por hábito de mamar para retomar o sono, associando sempre ter o peito para induzir seu sono.

Vale observar que nos primeiros meses o bebê está se acostumando com todas as funções e atividades que precisa desempenhar para sobreviver, mas isso não significa que deve alimentar seu bebê todas as vezes que ele chorar, mas apenas quando for um choro de fome. Lembre-se: seu bebê chorará por diversas outras razões.

Importante observar o comportamento do choro de seu bebê. Muitas mamães, sem saber como agir com o choro do bebê, acabam por oferecer o peito para que se acalme e assim sane o choro.

Nesse momento, avalie se seu bebê estava alimentado (mamou há pouco tempo de forma nutritiva), está com a fralda limpa, está sem desconforto por dor, temperatura, entre outros. Muitas vezes, criamos o hábito e ensinamos ao bebê que a cada choro a resposta para resolver o problema emocional é comer, independentemente do fato dele estar com fome ou não.

Muitos bebês relaxam com o ato de mamar e se cansam também; afinal, mamar é um exercício que exige muito esforço. Nesse caso, se o bebê mamar por pouco tempo e logo adormecer, vale a pena aguardar uns 5 minutos e tentar despertá-lo novamente para oferecer mais um pouco de leite. Muitas vezes o bebê não estava saciado por completo e somente relaxado, pois a sucção desperta também uma sensação de relaxamento. Isso garantirá uma maior saciedade e um sono mais restaurador. Caso contrário, o bebê pode vir a fazer sonecas/ciclos muito curtos para mamar novamente, já que não estava 100% saciado.

CONVERSANDO COM O BEBÊ

Pesquisas indicam que conversar com o bebê desde o início como se ele estivesse interpretando ou entendendo ajuda a construir circuitos neurais no seu cérebro, o que promove o desenvolvimento de algumas habilidades mais rápido como a fala. Inicialmente, nas primeiras semanas, o bebê irá apenas escutar, mas após os 3 primeiros meses poderá emitir sons, que ao nosso entendimento são incompreensíveis, mas seu bebê já está tentando se comunicar com você.

A IMPORTÂNCIA DO SONO NO DESENVOLVIMENTO INFANTIL **177**

Incentive seu bebê, converse com ele como se fosse capaz de compreender e explore a habilidade de comunicar e explicar sempre ao seu bebê o que está acontecendo ou acontecerá, como, por exemplo, quando sair do quarto ou quando ele despertar no meio da noite.

SONO DO RECÉM-NASCIDO (0 M – 3 M)

Dormem cerca de 14-18 horas/dia, distribuídas durante o dia. Conforme os meses passam, esse período diminui.

Os primeiros 3 meses de vida do bebê é considerada uma exterogestação. É como se fosse o quarto trimestre do primeiro ano de vida do bebê (9 meses na barriga da mamãe + 3 meses de vida inicial). Apesar de estarem prontos para sobreviver no mundo, já que emitem sinais ao corpo da mamãe sobre a hora do parto, nossos bebês ainda são muito imaturos. Diferentes de diversos mamíferos, que ao nascer já conseguem andar sozinhos, os bebês dependem muito de seus cuidadores para sobreviverem.

Uma pergunta importante para ser realizada nesse momento pelas famílias seria, se os primeiros 3 meses de vida do bebê são considerados uma extensão do útero do lado de fora: Que ambiente posso proporcionar ao bebê para que se sinta menos incomodado ou menos inseguro?

Devemos nos atentar que muitas vezes o choro de um bebê, o qual é a única forma que o mesmo possui ou conhece para se comunicar conosco, pode ser melhorado, avaliando formas de transmitir a sensação de segurança e proteção, já que o mundo fora do útero da mamãe parece ser assustador, uma vez que ele sente frio, fome, e precisa administrar necessidades fisiológicas antes inexistentes e em um novo ambiente.

O segredo está em proporcionar ao bebê sensações, sons e ambiente similares ao que era encontrado no útero. Lembrando que, no útero, o bebê era chacoalhado constantemente com o caminhar da mamãe, não sentia fome, já que era alimentado diretamente pelo cordão umbilical, estava aquecido, apertado pelo pouco espaço físico disponível, e ouvia diversos barulhos frequentemente.

Os recém-nascidos sentem-se confortáveis sempre que estão em ambiente similar ao ventre materno, pois gostam de ter a sensação de segurança. Importante mencionar que nesse período seu sistema neurológico está em desenvolvimento e ainda é imaturo; dessa forma, não serial ideal implementar uma rotina rígida, mas podemos iniciar o ritual noturno e alguns hábitos que facilitam o dia a dia:

- *Diferenciar dia e noite:* ajudando o bebê a distinguir os sonos diurno e noturno gradativamente (de dia amamentando em lugar claro, com barulho, e à noite no escuro, em silêncio).
- *Não permitir que o bebê tire longas sonecas:* necessário acordá-lo para mamar e para regular o sono noturno.

É importante o ganho de peso do bebê nos primeiros meses, já que ele perde até 10% do seu peso nos primeiros 3 dias de vida. Ou seja, não se pode esperar que ele durma a noite toda nos primeiros meses de vida, uma vez que acordará a cada 2 ou 3 horas para mamar, por isso é importante que a mamãe recupere o atraso do sono sempre que puder junto com o bebê.

- *Fazer uso do charutinho:* envolver firmemente para ativar o reflexo de calma, pois a maioria dos recém-nascidos adora e sente-se segura. Evita os sustos com os movimentos bruscos (reflexo de Moro) comuns até os 4 meses de idade, que ocorrem especialmente quando estão muito cansados ou tentando adormecer. Para o verão, prefira mantas de algodão finíssimas para evitar superaquecimento e mantê-los arejados.

Atenção: O charutinho deve ser firme. Caso esteja frouxo, o bebê pode ficar mais irritado ainda e corre o risco de se enroscar no pano e obstruir a respiração.

O International Hip Dysplasia Institute diz que o charutinho é seguro contanto que os joelhos possam se flexionar e os quadris possam se flexionar, abrir e fechar facilmente.

- *Decúbito ventral:* coloque o bebê deitado com a barriga sobre o seu antebraço e a cabeça apoiada em suas mãos. Caso haja algum desconforto gastrointestinal, essa manobra aliviará o choro em segundos.
- *Balanço no colo:* embalar com movimento oscilante ritmado e sereno. Lembre-se que balançar não é o mesmo que chacoalhar. Não faça movimentos ríspidos, pois a cabeça do bebê é pesada, e trazer rispidamente para frente e para trás faz com que o cérebro seja arremessado contra as paredes do crânio, ferindo delicados tecidos.
- *Utilização do ruído branco:* fazer "shiiii" (com a boca perto do ouvido do bebê) ou ruídos que se assemelham ao som intrauterino traz a sensação de bem-estar e serenidade. É difícil entender que eles gostem de um ruído tão alto e ríspido, mas quando estavam em nosso ventre ouviam constantemente o som similar ao do aspirador de pó. Existem aplicativos que simulam esses sons.
- *Uso da bola de pilates (75 cm de diâmetro):* balanço vertical, que reproduz a mesma sensação de quando a mamãe estava caminhando.
- *Uso do banho de ofurô:* prática de emergir o bebê até o ombro com água aquecida dentro do balde para relaxar.
- *Massagem Shantala:* massagem indiana com movimentos simples e relaxantes que pode ser praticada a partir de 30 dias de vida.
- *Canguru:* posição na qual o bebê fica somente de fralda, e a mamãe ou papai sem camiseta. O bebê se acomoda no colo do cuidador, junto ao som dos batimentos cardíacos e o calor da pele. Em dias de frio, pode jogar uma manta sobre as costas do bebê. Posteriormente, pode ser substituído pelo *sling*.

A IMPORTÂNCIA DO SONO NO DESENVOLVIMENTO INFANTIL **179**

- *Deixar o bebê adormecer sozinho:* assim que notar o bebê cansado, ainda acordado e sonolento, colocá-lo no berço.
- *Observar os ruídos do sono:* bebês emitem sons quando estão dormindo, resmungam, choramingam, mas nem sempre estão acordados. É importante observar para não despertar o bebê sem necessidade.
- *Calma dos cuidadores:* o bebê sente o ambiente e a tensão da família. Quanto mais calma e serena a mamãe estiver, menos o bebê sentirá irritação.

SONO DO BEBÊ (4 MESES – 5 ANOS)

Nessa fase o bebê/criança já está com alguns hábitos moldados e pode ser necessário uma higiene do sono para ajudar a melhorar a qualidade de sono. Nessa idade iremos ajustar a rotina diária e de sono do bebê.

Adequar hora do sono noturno: o melhor horário para a criança dormir é por volta das 20 h. Ainda que um bebê de 4 meses, por exemplo, acorde para mamar, ele já deve ter sua rotina moldada, com banho, pijama, música calma, etc. e estar na cama dormindo às 20 h.

Lembre-se que, em média 1 hora antes de dormir, as luzes da casa devem ser reduzidas, a TV desligada ou abaixar o volume, e fazer atividades calmas para a criança associar que é hora de desacelerar. Introduzir o banho no ritual noturno ajuda a criança a relaxar; se for bebê, pode incluir massagem (p. ex., shantala), colocar pijama, escovar os dentes, ler uma história e, por fim, dormir. Tudo isso deve fazer parte de um período de ritual noturno.

Importante lembrar que de dia a criança deve ser estimulada para esgotar suas energias com atividades adequadas para cada faixa etária. Entre 3 e 4 meses, mesmo os pequenos brincam com chocalhos, tapete de atividades, ursinhos e, conforme vão crescendo, a necessidade de interagir aumenta.

Se a criança tiver um objeto de apego, pode usá-lo, o que trará mais segurança para ela até quando for dormir em outro lugar (p. ex., casa dos avós) ou com uma terceira pessoa (p. ex., babá). A criança é que adota o objeto de apego. Podemos apenas ajudar, sugerindo os objetos que sejam mais adequados, para facilitar a adoção pela criança. Inserimos o objeto de apego no ritual noturno, aplicando as atividades em conjunto, por exemplo, na adoção de um bichinho, o cobrimos, contamos historinhas.

Caso seu filho já possua um hábito como enrolar com os dedos o seu cabelo, ser balançado no colo, ser amamentado, a inserção do objeto de apego torna-se mais difícil, pois ele já possui um hábito para adormecer. Nesses casos, faz-se importante o objeto para ajudar na transição.

ROTINA E SUA IMPORTÂNCIA

Os primeiros 5 anos de vida do bebê são essenciais para que seja estabelecida uma rotina diária e de sono. Uma pesquisa da Universidade de Queenland, na Austrália, acompanhou os hábitos de sono de cerca de 2.900 crianças de

0 a 5 anos, e depois voltou a analisar o comportamento delas 2 anos depois. A conclusão foi de que a maioria das que tinham uma rotina de sono desajustada apresentava riscos mais significativos de desenvolver problemas relacionados ao déficit de atenção e dificuldades de aprendizado na escola.

Isso inclui ajustar a hora de ir para cama (devendo sempre ser a mesma), diminuir o uso de telas e criar rotinas consistentes antes de deitar. Portanto, a rotina é essencial para o desenvolvimento e autonomia da criança, pois a torna mais segura, com tranquilidade e confiança, ajudando nas formações física e psíquica.

BIBLIOGRAFIA

Barbisan BN, dos Santos CF, Moreira GA, de Souza LCNA, Fagondes SC. A higiene do sono. Documento científico do Departamento Científico de Medicina do Sono, Sociedade Brasileira de Pediatria, setembro de 2017.

dos Santos El Halal C, Nunes ML. Organização e higiene do sono na infância e adolescência. Sociedade Brasileira de Pediatria mar 2018.

Druckerman P. Crianças francesas não fazem manha – Os segredos parisienses para educar os filhos. Rio de Janeiro: Objetiva; 2013.

Eckberg B. Treatment of sleep problems in families with young children: effects of treatment on family well-being. Acta Ped 2004; 93:126-34.

Ferber R, Bom sono. São Paulo: Celebris; 2008.

Giordano S, Abidin L. 12 horas de sono com 12 semanas de vida – Um método prático e natural para seu bebê dormir a noite toda. Rio de Janeiro: Zahar; 2012.

Hall T. Bebês saudáveis dormem bem, pais saudáveis também. São Paulo: Fundamento Educacional; 2014.

Karp H. O bebê mais feliz – Guia para um ótimo sono. São Paulo: Novo Século; 2013.

Karp H. O bebê mais feliz do mundo – A nova forma de acalmar o choro e ajudar o seu bebê a dormir mais. São Paulo: Fundamento Educacional; 2014.

Ordem Rosa Cruz. Para uma vida melhor – Orientação às gestantes. Curitiba: Grande loja do Brasil; 1984.

DESENVOLVIMENTO HUMANO

CAPÍTULO 17

Elizangela Aparecida Barbosa

A psicologia do desenvolvimento humano estuda a pessoa humana em todos os seus aspectos: físico-motor; intelectual; afetivo-emocional e social.

Estuda como e por que o indivíduo se comporta de determinada forma em uma situação de acordo com momento e fase da sua vida, observando e tentando conhecer as características comuns de uma faixa etária. Ela considera as características universais e individuais e as correlaciona com fatores que influenciam o desenvolvimento.

A Psicologia divide em quatro fatores que influenciam o desenvolvimento humano:

1. *Hereditariedade:* carga genética, potencial que pode ou não se desenvolver.
2. *Crescimento:* aspecto físico de cada indivíduo.
3. *Maturação neurofisiológica:* é o que torna possível determinado padrão de comportamento.
4. *Meio:* influências e estimulação que alteram o comportamento do indivíduo.

O QUE É DESENVOLVIMENTO HUMANO?

São as mudanças nas estruturas físicas, neurológicas, cognitivas e comportamentais que emergem de maneira ordenada e são relativamente duradouras.

QUAIS AS METAS DO DESENVOLVIMENTO HUMANO?

- Compreender as mudanças que parecem ser universais.
- Explicar as diferenças individuais.
- Explicar como o comportamento é influenciado pelo contexto ou situação ambiental.

QUAIS AS FASES DO DESENVOLVIMENTO HUMANO?

- *Pré-natal:* quando indivíduo ainda é um embrião e recebe toda a carga genética física, emocional, afetiva e biológica dos pais.
- *Nascimento:* no ato do nascimento, o indivíduo começa a interagir com o meio externo; inicia-se um processo de crescimento e desenvolvimento físico-motor, cognitivo, emocional, intelectual e social.
- *Infância:* é na infância que a criança em desenvolvimento experimenta mudanças e uma posterior estabilidade passando de um estágio para outro.
- *Adolescência:* é o período de transição entre a infância e a vida adulta; ou seja, transição do período de dependência dos pais para o período de treinamento da independência, autonomia e responsabilidades. Momento das alterações físicas e hormonais para desenvolvimento psicossexual.
- *Adulto:* é o momento de total independência, autonomia e responsabilidades. Busca-se estabilidades emocional, financeira, profissional e afetiva.
- *Idoso:* é o momento do declínio físico, ausência dos filhos, perda de amigos e cônjuge, fase também do renascimento para novos desafios e perspectivas para uma vida saudável e feliz.

Em qualquer fase da vida, a Psicologia está a serviço das pessoas para auxiliá-las a viver melhor, enfrentar os desafios da vida cotidiana e compreender melhor o seu "eu" e o meio em que indivíduo está inserido.

É de suma importância conhecer a Psicologia do desenvolvimento humano para, assim, sabemos lidar melhor com o paciente e seus familiares no sistema domiciliar, pois os mesmos estão inseridos em sua zona de conforto com seus hábitos, costumes e peculiaridades de cada indivíduo.

PRINCIPAIS TEORIAS SOBRE O DESENVOLVIMENTO HUMANO
Psicologia da *Gestalt*
A Psicologia da gestalt foi uma das primeiras correntes científicas que surgiram na Psicologia. Atualmente, o seu conhecimento já está assimilado e sua abordagem no estudo da percepção foi revolucionária.

A defesa da Psicologia da gestalt é que, para aprender, usamos uma série de estruturas com uma base física que impõem suas qualidades no que diz respeito ao nosso desenvolvimento.

De acordo com a gestalt, o desenvolvimento está baseado em estruturas biológicas que aprendemos a usar à medida que crescemos, não havendo, portanto, um desenvolvimento no aspecto da gênesis e estágios evolutivos, mas, sim, a descoberta progressiva das capacidades do cérebro. As pesquisas atuais, no entanto, mostram que isso não é verdade, e que realmente há gênesis e evolução nos processos cognitivos.

Psicanálise

A psicanálise é uma corrente de pensamento muito conhecida. Chamamos de "pai da psicanálise" Sigmund Freud. Ela enfatiza os impulsos inconscientes e os seus efeitos sobre o nosso comportamento. Teve um grande impacto no estudo do desenvolvimento psicológico humano e suas teorias causaram uma revolução em relação à concepção a respeito da infância e da adolescência.

A psicanálise considera que a criança precisa satisfazer uma série de necessidades em cada estágio evolutivo; portanto, classifica o desenvolvimento humano em uma série de etapas de acordo com a forma como a satisfação dessa série de necessidades é estabelecida.

Em todas as etapas do nosso desenvolvimento, incluindo as primeiras fases, a psicanálise colocou grande ênfase na importância da sexualidade.

Behaviorismo

Em resposta à reduzida atitude científica da psicanálise, nasceu o behaviorismo. Extremamente positivista, tudo o que não pode ser medido diretamente está fora do estudo da psicologia. Estudava a relação entre os estímulos percebidos e os comportamentos que provocavam, ignorando qualquer variável intermediária que não pudesse ser medida.

Para os behavioristas, o desenvolvimento é entendido somente com os diferentes tipos de aprendizagem que são considerados neste contexto. A criança nasce com uma série de respostas incondicionais e inatas. Ela vai associando outros estímulos por meio da experiência, gerando, conforme processos muito simples, uma multiplicidade de comportamentos complexos.

Psicologia Cognitiva

A Psicologia cognitiva surgiu como uma reação ao behaviorismo. É o estudo dos processos internos que podem acontecer entre um certo estímulo e um determinado comportamento.

Estuda os processos mentais que estão por trás do comportamento. É onde nascem as perspectivas computacionais e conexionistas do cérebro humano. A Psicologia cognitiva é hoje a perspectiva com maior apoio.

Ela sugere que o indivíduo é um produtor de informações e que constrói representações internas de como é o mundo. Aproxima-se muito de Piaget e Vygotsky em decorrência do princípio construtivista. No entanto, ao definir os processos como associativos, afasta-se deles para se aproximar do behaviorismo.

Lev Vygotsky

Foi outra das grandes referências nas teorias sobre o desenvolvimento humano. Assim como Piaget, ele propôs o desenvolvimento por intermédio de uma perspectiva construtivista. Embora concorde com essa perspectiva, concentrou-se em diferentes pontos. Enquanto Piaget se concentrava em como o indivíduo interagia com o seu ambiente, Vygotsky focou os efeitos culturais e sociais que influenciavam o desenvolvimento. Para Vygotsky, o desenvolvimento é inseparável do ambiente social, uma vez que a cultura e a sociedade transmitem formas de comportamento e de organização do conhecimento. Essa teoria é conhecida como socioconstrutivismo. A criança constrói a sua realidade por meio do que a sociedade lhe mostra.

Jean Piaget

Uma das grandes referências do desenvolvimento humano. Considerado um dos pais do construtivismo. Biólogo e psicólogo suíço, Jean Piaget, nascido em 1896, foi responsável por inúmeras contribuições para a Biologia, Psicologia e Pedagogia. Desde cedo ele se interessou por história natural, filosofia, a mente humana, religião e outros diversos assuntos. Por conta disso, recebeu inúmeros prêmios de universidades renomadas, além de ser autor de vários livros e artigos científicos sobre aprendizagem e desenvolvimento humano até 1980, ano em que faleceu.

Observando suas filhas e outras crianças, Jean Piaget constatou que elas não se comportavam e raciocinavam como os adultos. Nesse sentido, ele começou a estudar as mudanças de comportamento de uma pessoa ao longo de sua vida e as diferentes fases por que ela passa, além de caracterizar os comportamentos a partir de uma faixa etária.

Segundo Piaget, as mudanças estão relacionadas com a formação da identidade de um indivíduo, seu entendimento, habilidades físicas e intelectuais, percepção de conceitos, desenvolvimento dos aspectos emocionais e sociais, entre outros.

De acordo com Piaget, essas mudanças são adquiridas em determinadas fases da vida. E estas alterações são divididas em quatro estágios do desenvolvimento humano. São eles:

- Período sensório-motor (0 a 2 anos):
  - Nessa fase, a criança adquire controle motor, percepção das coisas, cria laços afetivos e demonstra os primeiros movimentos e reflexos. Esse período refere-se a um estágio anterior à linguagem, ou seja, a criança controla suas ações por meio de informações sensoriais.
- Período pré-operatório (2 a 7 anos):
  - Além de aprimorar os comportamentos anteriores, a criança começa a usar a linguagem, os símbolos, e desenvolve a fala e habilidades físicas, porém ainda não é capaz de realizar operações concretas. Nessa fase, ela ainda não consegue se colocar no lugar do outro e ter empatia e, por conta disso, o egocentrismo ainda é predominante.

DESENVOLVIMENTO HUMANO   **185**

- Período das operações concretas (7 a 12 anos):
  - Nesse período ocorre o aprimoramento das habilidades anteriores e também o desenvolvimento da capacidade de raciocinar e de decidir algumas questões mais simples. Essa fase é marcada pelo aprimoramento do pensamento, ou seja, a criança começa a raciocinar de forma lógica, a solucionar problemas e dominar tempo e números.
- Período das operações formais (12 anos em diante):
  - Na última fase, as capacidades e competências estão totalmente desenvolvidas. Nesse período, a pessoa consegue dominar o pensamento lógico, agregar valores morais à sua conduta, além de iniciar a transição do pensamento para o modo adulto e tomar decisões mais complexas.

Sabemos que nem todos os familiares têm conhecimento e real consciência do estado e grau de severidade da patologia de cada criança.

Vale ressaltar as reações psíquicas determinadas pela experiência da perda, descritas por Elisabeth Kübler-Ross em seu livro *Sobre a morte e o morrer*. Elas têm cinco estágios.

O primeiro estágio é a Negação. "Não pode ser verdade, comigo, não. Deve haver um engano", declaram todos os pacientes que receberam direta ou indiretamente a notícia de suas doenças. A negação funciona como "um para-choque depois de notícias inesperadas e chocantes, deixando que o paciente se recupere com o tempo", explica a médica. Comumente, conta a autora, a negação é uma defesa temporária, logo substituída por uma aceitação parcial.

O segundo estágio é a Raiva, a revolta de admitir que fomos "sorteados" com algum mal sem cura. Esse é o momento em que o paciente se torna "difícil", intransigente e com pouca paciência para se submeter às terapias propostas. Se compreendermos a dimensão de sofrimento desse estágio e de como a dor e o medo tornam esse doente irascível, mudaremos nossa atitude reativa em relação a ele e, como num processo de mão dupla, a mudança provocará efeitos positivos tanto para o paciente como para os que o cercam.

O estágio seguinte é o da Barganha. É fácil reconhecê-lo se fizermos uma analogia simples com o comportamento da criança que quer algo que lhe é negado pelos pais. Primeiro ela se revolta, bate o pé e faz birra. Quando não consegue nada dessa forma, busca nova tática: trata de prometer ser boazinha para ser "recompensada". Geralmente, a barganha é feita silenciosamente com Deus para receber a graça pretendida, o milagre da cura.

O quarto estágio vem a partir do insucesso da barganha e é a Depressão. Sua compreensão é um dos pontos fundamentais para cuidar de quem está morrendo. Existem nesse estágio dois tipos diferentes de depressão, que merecem abordagens distintas. A primeira envolve as preocupações naturais de quem quer deixar a vida organizada. A pessoa se preocupa com quem está deixando, com os filhos, se os tiver, com o tempo que resta e com o que pode fazer com ele. Nesse momento alguns tendem a se arrepender do que deixaram de fazer e viver. O importante nessa hora é afastar deles esse pensamento, encorajar o paciente mostrando que não há do que se lamentar, que todos o amam e que estão bem e, assim, incentivá-lo a ter mais ânimo. No segundo tipo de depressão, descreve a Dra. Kübler-Ross, o paciente, em vez de lidar com uma perda passada, leva em conta perdas iminentes. "Nossa primeira reação para com as pessoas que estão tristes é tentar animá-las. Procuramos encorajá-las a olhar o lado risonho da vida, as coisas positivas que as circundam. Isso pode fazer sentido quando se trata do primeiro tipo de depressão. No segundo, o paciente não deveria ser encorajado a olhar para o lado risonho das coisas. Ele está prestes a perder tudo isso. Se apenas deixarmos que ele expressasse seu pesar, aceitará mais facilmente a situação. Ficará grato por ter companhia sem ter que ouvir constantemente que "não fique triste". Este tipo de depressão é silencioso, pede apenas um "sentar-se ao lado".

O quinto e último estágio é a Aceitação, encontrado, afinal, por quem teve ajuda e tempo para superar os estágios anteriores. Nesse momento, Kübler–Ross descreve um certo grau de "tranquila expectativa", que não se deve confundir com um estágio de felicidade. É quase uma fuga de sentimentos, escreve a autora, um estado de profundo cansaço e uma necessidade gradual de aumentar as horas de sono. É nessa hora final, diz a psiquiatra, que a família é que, mais ainda do que o próprio paciente, necessita de compreensão e apoio.

Essas fases são importantes e vividas por pais e filhos em diversos momentos da vida, seja pela perda de uma pessoa ou pela chegada de uma doença ou deficiência não esperada, podendo ser cíclicas as fases com ordem aleatória e fases repetitivas em alguns comportamentos.

Constelação Familiar Sistêmica

A constelação familiar sistêmica é um método criado por Bert Hellinger, filósofo e teólogo alemão que, a partir da vivência com diversos métodos, desenvolveu sua própria terapia sistêmica e familiar. Trata-se de um método revolucionário para solucionar problemas e conflitos de ordem familiar, já que estamos todos ocupando um lugar na constelação familiar. Considera-se o método da constelação familiar sistêmica uma abordagem da psicoterapia sistêmica fenomenológica e que pode ser aplicado em várias áreas da vida, tais como os ciclos familiares e até a área empresarial. É a ciência que trabalha os relacionamentos. Uma abordagem sistêmica que honra e reverencia a vida assim como ela de fato é. Uma ciência que se coloca a serviço da Vida.

BIBLIOGRAFIA

Aspesi C, Dessen M, Chagas J. A ciência do desenvolvimento humano: uma perspectiva interdisciplinar. In Dessen M, Costa Jr A. (Orgs). A ciência do desenvolvimento humano – tendências atuais e perspectivas futuras. Porto Alegre: Artmed; 2005. p. 19-36.

DESENVOLVIMENTO HUMANO

Associação Nacional de Pesquisa e Pós-Graduação em Psicologia. Anais do XI Simpósio de Pesquisa e Intercâmbio Científico da ANPPEP. Florianópolis: ANPPEP; 2006.

Hellinger B, ten Hövel G. Constelações familiares - conversas sobre emaranhamentos e solução. São Paulo: Cultrix; 2001.

Hellinger B. A fonte não precisa perguntar pelo caminho: um livro de consulta. Patos de Minas: Atman; 2005.

Hellinger B. No centro sentimos leveza: conferências e histórias. São Paulo: Cultrix; 2004.

Hellinger B. O essencial é simples: terapias breves. 2. ed. Patos de Minas: Atman 2006.

Hellinger B. Ordens da ajuda. Patos de Minas: Atman; 2005.

Hellinger B. Ordens do amor, um guia para o trabalho com constelações familiares. São Paulo: Cultrix; 2003.

Hellinger B. Um lugar para os excluídos. Patos de Minas: Atman; 2006.

Kübler-Ross E. Sobre a morte e o morrer. Rio de Janeiro: Editora Martins Fontes; 1985.

Mahoney M. Processos humanos de mudanças: As bases científicas da psicoterapia. Porto Alegre: Artmed; 1998.

Papalia D, Olds S. Desenvolvimento humano. (trad. Bueno D). Porto Alegre: Artmed; 2000.

Seidl de Moura M, Moncorvo M. A psicologia do desenvolvimento no Brasil: tendências e perspectivas. In Colinvaux D, Leite L, DellÁglio D (Orgs.). Psicologia do Desenvolvimento: reflexões e práticas atuais (pp.115-132). São Paulo: Casa do Psicólogo; 2006. p. 115-32.

INTERNAÇÃO DOMICILIAR (*HOME CARE*) NA INFÂNCIA

CAPÍTULO 18

Elizangela Aparecida Barbosa

A modalidade assistência domiciliar pode tornar-se um eficiente instrumento de gestão em saúde se exercida de forma fundamentada e plena; pois, além de diminuir a permanência em leitos hospitalares, é capaz de promover de forma humanizada o regresso do paciente ao seio familiar.

Os aspectos relacionados com as saúdes pública e suplementar, ética, legislação, logística, formação de cuidadores, entre outros, devem ser abordados e discutidos continuamente para garantia da qualidade do processo.

As pessoas geralmente buscam serviços de saúde para fazer diagnósticos ou tratamentos, ou ainda para se prevenir de doenças. Buscam, principalmente, uma forma de diminuir a dor e aumentar a qualidade de vida. Há quem faça das visitas aos consultórios médicos uma espécie de apoio psicológico ou uma atividade de rotina. Em contrapartida, também há quem ignore todos os sinais de alerta do próprio corpo e só busque tratamento quando não se pode mais falar em cura. A utilização do sistema de saúde pode ser coerente ou não, viável ou não, de boa qualidade ou não.

Na última década, o atendimento em saúde passou por tremendas mudanças. O sistema todo vem-se beneficiando não apenas com as inovações tecnológicas em termos de equipamentos, mas principalmente com os avanços da indústria farmacêutica, com a acurácia dos diagnósticos e com as técnicas minimamente invasivas que abreviam sobremaneira a estada do paciente no ambiente hospitalar. Procedimentos que antes exigiam algumas semanas de convalescença agora requerem apenas alguns dias.

O crescimento demográfico, o acesso da população aos planos de saúde e as mudanças pelas quais vem passando o sistema de saúde suplementar brasileiro, exigindo das seguradoras que ampliem cada vez mais suas coberturas, só não descortinam um cenário desesperador por causa dos inúmeros avanços que estão acontecendo nas áreas de ciência e saúde. Sendo assim, investir em tecnologia de ponta e na modernização da gestão parece ser a única forma de equacionar o problema do atendimento em saúde.

Uma das fortes tendências da atualidade é o sistema de *home care*. Antes, é necessário destacar que não se trata simplesmente de mandar o paciente para casa. A internação domiciliar exige cuidados médicos e a presença de enfermeiros permanentemente na casa do paciente, sendo que qualquer paciente – dependendo do seu grau de dependência – pode fazer uso desse sistema. O conceito de atendimento domiciliar *home care* surgiu nos Estados Unidos há mais de 60 anos, na época do pós-guerra. Mas foi na década de 1960 que a desospitalização passou a ser levada a sério como solução para a falta de leitos hospitalares e as grandes filas que se formavam diante dos ambulatórios. Hoje em dia, muitos norte-americanos preferem a internação domiciliar. Estudos apontam que a recuperação dentro de um ambiente familiar é consideravelmente mais rápida do que num ambiente hostil, como ainda é considerado por muitos o ambiente hospitalar.

Do ponto de vista das seguradoras e planos de saúde, o sistema de *home care* é capaz de reduzir os custos de tratamento entre 20 e 60%. Sendo assim, é cada vez mais viável se responsabilizar financeiramente pela internação domiciliar. Principalmente no caso de pacientes crônicos e que podem usufruir de uma expectativa de vida elevada com maior qualidade.

Para as famílias dos pacientes, o *home care* oferece um conforto ímpar. Só quem já teve um parente internado por alguns dias num hospital sabe como a rotina familiar fica desestruturada nesse período. A internação domiciliar praticamente não altera a rotina da casa, não cria problemas com deslocamentos nem gera gastos extras com estacionamento e alimentação, por exemplo. Outro ganho é a segurança de contar com profissionais atentos às necessidades do paciente sem que, para isso, ele esteja exposto ao risco de contrair uma infecção hospitalar.

Para os hospitais, o sistema de *home care* ou internação domiciliar é um braço operacional estratégico, otimizando a utilização dos leitos existentes – ou seja, não necessitando de novos investimentos –, além de permitir direcionar melhor as equipes para atendimento de casos agudos. Trata-se de um conceito que deve ser cada vez mais adotado e aperfeiçoado no sentido de se tornar uma opção viável dentro da saúde suplementar.

No Brasil, o *home care* foi regulamentado pela ANVISA por meio da Resolução n°11 em 26 de janeiro de 2006.

O atendimento domiciliar é para patologias graves ou crônicas que não podem ser tratadas de maneira eficaz em âmbito ambulatorial e necessitam de uma equipe altamente qualificada para lidar com os riscos de cada caso.

O atendimento domiciliar não deve substituir o atendimento ambulatorial com profissionais especializados e deve respeitar a evolução do quadro do paciente. A criança não deve ficar dependente do serviço domiciliar para sempre por causa da comodidade do atendimento. Em clínicas de reabilitação, existem equipamentos e tecnologia que não podem ser deslocados para

INTERNAÇÃO DOMICILIAR (*HOME CARE*) NA INFÂNCIA

domicílio, sendo importante avaliação constante da equipe para desmame e envio para centros de reabilitação que promovam autonomia e independência da criança. Assim como é importante a família e a equipe avaliarem o momento de ir à escola, sendo escolha dos pais a decisão de ir para escola especial ou inclusiva.

A família que opta pelo *home care* tem que ter consciência que haverá mudança na rotina familiar e perda da privacidade, pois profissionais irão circular em sua casa em casos mais graves até 24 horas por dia.

O atendimento domiciliar é composto de uma equipe interdisciplinar com os seguintes profissionais: médico, enfermeiro, auxiliar e técnico de enfermagem, nutricionista, fonoaudiólogo, fisioterapeuta, psicólogo, terapeuta ocupacional e assistente social.

O ato de reabilitar significa garantir que as atividades rotineiras sejam realizadas com funcionalidade, mesmo sendo de maneira diferente dos indivíduos considerados normais, ou seja, sem déficit.

BIBLIOGRAFIA

Arras J, Dubler NN. Bringing the hospital home: ethical and social implications of high-tech home care. Hastings Cent Rep 1994;24:S19-28.

Barbosa EA. Atendimento domiciliar do paciente oncológico. In: Teles VC, Barbosa EA (Org.). Fononcologia. Rio de Janeiro: Revinter; 2011. p. 385-94.

Barbosa EA. Fonoaudiologia & Home Care. Rio de Janeiro: Revinter; 2017.

Barbosa EA. Profissionais da Saúde & Home Care. Rio de Janeiro: Revinter; 2016.

Collopy B, Dubler N, Zuckerman C. The ethics of home care: autonomy and accommodation. Hastings Cent Rep 1990;20 Suppl:S1-16.

Dolben LW. Serviço de atendimento de enfermagem residencial. In: Duarte YAO, Diogo MJ, (Org.). Atendimento domiciliário – um enfoque gerontológico. São Paulo: Atheneu; 2000. p. 575-82.

Gordilho A, Sérgio J, Silvestre J, Ramos LR, Freire MPA, Espindola N et al. Desafios a serem enfrentados no terceiro milênio pelo setor saúde na atenção integral ao idoso. Rio de Janeiro: Universidade Aberta da Terceira Idade, Universidade do Estado do Rio de Janeiro; 2000.

Mendes W. Home care: uma modalidade de assistência à saúde. Rio de Janeiro: Universidade Aberta da Terceira Idade, Universidade do Estado do Rio de Janeiro; 2001.

Osmo AA, Castellanos PL. Os cuidados a domicílio: da decisão política à gestão de programas. [Acesso em 03 abril 2000]. Disponível em: http:/www.ufrgs.br/pdgs/Cuidadomicilio.htm.

Sayeg MA. Envelhecimento bem-sucedido e o autocuidado: algumas reflexões. Arquivos de Geriatria e Gerontologia 1998;2:96-8.

TERAPIAS COMPLEMENTARES À SAÚDE

CAPÍTULO 19

Elizangela Aparecida Barbosa

"A saúde não é apenas o estado da ausência de doença; mas, sim, um estado de saúde física, mental, emocional e social."

"Assim, as patologias são sintomas graves da materialização de sentimentos negativos. E essa crença tira o foco da enfermidade para olhar a condição individual do paciente e atuar nos bloqueios e nas disfunções mentais e emocionais, estimulando o que há de melhor em cada um."

As terapias complementares vêm auxiliar pais e filhos. Muitas dessas terapias ajudam no equilíbrio de vida diária e na superação de desafios que a vida nos impõe.

O Ministério da Saúde reconhece oficialmente a importância das manifestações populares em saúde e a chamada medicina não convencional, considerada como prática voltada à saúde e ao equilíbrio da vida, por meio da Política Nacional de Práticas Integrativas e Complementares (PNPIC).

Agora, com essa medida, o Sistema Único de Saúde (SUS) oferece práticas e terapias alternativas para a saúde, tais como: meditação; arteterapia; *reiki*; florais; musicoterapia; aromaterapia; ioga; *shiatsu*; e os tratamentos osteoático, quiropráxico, naturopático.

Algumas famílias contratam terapias complementares para a criança ou para os pais; é um fator benéfico para proporcionar equilíbrio ao ciclo familiar, e para empoderar e promover autoestima do indivíduo que recebe esse tratamento.

Na saúde existem profissionais com essa formação complementar, porém devem ser separados os momentos de atendimento do especialista e da terapia complementar. São coisas distintas que devem ser realizadas em momentos diferentes.

Vejamos abaixo os benefícios das práticas e das terapias complementares à saúde:

- *Acupuntura:* é uma ciência milenar que ajuda no tratamento de dores com sua ação de analgesia, além é claro da sensação de aumento de bem-estar

194 CAPÍTULO 19

provocado pela estimulação dos pontos que aumentam a energia e diminuem as dores corporais.

E as pesquisas apontam que a acupuntura ajuda no controle do estresse e da ansiedade, prevenindo depressão e melhorando os casos de depressão já instalados.

- *Florais:* é prática de uso de essências florais para relaxamento e a cura de um determinado problema de ordem física, psíquica ou emocional. No caso de um paciente com muito rancor ou ódio, por exemplo, o floral apropriado não combaterá esses sentimentos negativos, mas proporcionará um estágio energético de bem-estar para, assim, desenvolver um sentimento antagônico ao ódio, tal como o amor ou a compaixão, restabelecendo o equilíbrio e a paz da alma.
- *Reiki:* é a terapia da imposição das mãos do terapeuta sobre o paciente para reequilibrar os centros energéticos de forças vitais do corpo humano. Estudos relacionados com essa terapia comprovam que o *reiki* provoca redução do estresse, ansiedade e depressão, proporcionando ao indivíduo um estágio de bem-estar e leveza ocasionado pela oxigenação das células do corpo.
- *Aromaterapia:* é uma ciência que usa de fragrâncias para fins curativos com base em óleos aromáticos essenciais extraídos de flores e plantas, proporcionando benefícios medicinais capazes de melhorar os bem-estares psicológico e físico, e aliviando dores.
- *Shiatsu:* é uma massagem realizada com pressão dos dedos do terapeuta na pele do paciente com a finalidade de eliminar tensões que impedem a circulação sanguínea no corpo, como também equilibra os canais e meridianos energéticos do corpo. Pesquisas comprovam que o shiatsu ajuda a reduzir distúrbios comportamentais como agitação e agressividade.
- *Ioga e meditação:* são consideradas ginásticas para o cérebro porque envolvem diferentes partes do organismo para a prática de respiração consciente, movimentos, posturas, visualizações e concentração. E também podem reduzir hormônios do estresse e fatores inflamatórios, além de ajudar a controlar a ansiedade.
- *Musicoterapia:* usa a música e seus elementos e instrumentos, tais como: som, ritmo, melodia e harmonia para as reabilitações física, mental, emocional e social do indivíduo. Estudos demonstram que musicoterapia ajuda na timidez, expressão verbal, autoestima e interação social, assim como na melhora da saúde.
- *Arteterapia:* são todas expressões artísticas utilizadas com fins terapêuticos para reabilitação e interação social do indivíduo. A forma de expressar aquilo que o adulto ou a criança não consegue dizer utilizando as palavras se expressa na forma da arte, ou melhor, transforma-se em estado da arte.

- *Barra de Access:* é um tratamento energético que promove a expansão da consciência humana e a reprogramação da mente para inibir traumas, doenças e crenças limitantes.
- *Terapias energéticas:* é uma forma de terapia usada para liberar emoção, sentimentos, crenças e ativar as funções necessárias à vida.
- *Massoterapia:* é uma série de técnicas milenares de massagem que ajudam a aliviar a dor muscular, combater o estresse, estimular a circulação sanguínea e prevenir diversas doenças.

BIBLIOGRAFIA

Barbosa EA. Fonoaudiologia & home care. Rio de Janeiro: Revinter; 2017.

Ciosak SI. Tratamentos alternativos/complementares: conhecimento e prática de enfermeiros em 71 distritos administrativos. Santo Amaro, São Paulo: Rev Esc Enfermagem da USP 2003 setembro;37(3):11-8.

da Silva MJ, Benko MA. In Nunez HM. Use of alternative therapies by nursing teachers. Rev Bras Enfermagem 1998 Jul/Sep;51(3):457-68.

Trovo MM, Silva MJP, Leão ER. Terapias alternativas/complementares no ensino público e privado: análise do conhecimento dos acadêmicos de enfermagem. Rev Latinoam Enfermagem 2003 jul-ago;11(4):483-9.

A REABILITAÇÃO DA DISFAGIA OROFARÍNGEA

CAPÍTULO 20

Elizangela Aparecida Barbosa

A Fonoaudiologia hospitalar foi o que abriu as portas para a reabilitação e a assistência domiciliar com o conceito de reabilitar a disfagia em casa e realizar desmame da sonda nasoenteral (SNE). E, nos casos de crianças com sonda e/ou traqueostomia, realizar comunicação e desmame da mesma quando possível.

A atuação da fonoaudiologia na assistência domiciliar se expandiu para cuidados paliativos, gerenciamento de doenças crônicas, *office care*, programas de prevenção de riscos etc.

O público-alvo abrange gestantes de risco, prematuros, recém-nascidos, crianças, adolescentes, adultos e idosos.

O nível de complexidade do sistema de assistência domiciliar, na maioria dos casos, é médio a alto, no qual o controle de infecção e a assepsia são os maiores desafios, sendo necessário um monitoramento constante.

Para reabilitarmos um indivíduo portador de disfagia orofaríngea, que seja feita uma avaliação clínica detalhada da deglutição que possibilite a obtenção de informações e dados do sujeito que nortearão o plano terapêutico de reabilitação ou gerenciamento da deglutição.

A avaliação é a porta de entrada no processo de reabilitação e, quando avaliamos, já estamos planejando a terapia fonoaudiológica, ou seja, já estamos fazendo o raciocínio clínico do que é necessário para reabilitar determinada alteração. E, na maioria das vezes, não fechamos o diagnóstico fonoaudiológico na primeira avaliação. Sempre que atendemos o paciente, continuamos avaliando-o para chegarmos à conclusão do seu caso ou até mesmo para mudarmos nossa conduta terapêutica com a evolução diária.

A reabilitação da disfagia apresenta uma abordagem fisiológica de terapias que tem como objetivo normalizar, adaptar ou compensar a função da deglutição. Vejam os tipos de terapias, que podem ser ou direta ou indireta:

- *Terapia direta:* consiste da aplicação das técnicas, com oferecimento do bolo, que visam compensar ou treinar a eficiência da deglutição. A terapia direta tende a reforçar determinados comportamentos durante a deglutição. Nesta fase, muitas vezes o paciente apresenta alimentação mista, via alternativa de alimentação e via oral, ocorrendo o trabalho integrado do fonoaudiólogo com o serviço de nutrição.

- *Terapia indireta:* consiste na aplicação de técnicas, sem oferecimento do bolo, visando apenas a deglutição de saliva a fim de melhorar os aspectos de mobilidade e sensibilidade de todas as estruturas envolvidas no processo de deglutição. Com a terapia indireta, estamos objetivando também o aumento de força, amplitude, velocidade e coordenação dos movimentos da orofaringolaringe. Como a disfagia severa geralmente aumenta o risco de aspiração, normalmente é tratada com terapia indireta; demostra que o tratamento com terapia indireta parece ser efetivo tanto isoladamente quanto associado à terapia direta em pacientes neurológicos.

Procedimentos utilizados durante a reabilitação das disfagias orofaríngeas:

MANOBRAS DE AUMENTO DO *INPUT* SENSORIAL

Aumentar o *input* sensorial em alguns pacientes através do local onde é colocado o bolo alimentar e da forma como a colher é pressionada na língua com base nas características do bolo, como volume, consistência, temperatura e sabor, e com o tipo de utensílio utilizado facilita o começo da fase preparatória oral, como também facilita o tempo de trânsito oral e diminui o tempo da fase faríngea em alguns pacientes.

1. *Utensílios:* o utensílio utilizado causa mudança na fisiologia da deglutição. A escolha deste depende do objetivo do terapeuta. Podemos usar colheres de diferentes tamanhos, canudos de diversos diâmetros, copos, seringas.

   É importante utilizar o utensílio que mais se aproxima da função da deglutição; porém, em determinados casos nos quais o paciente apresenta redução severa da abertura de boca, como em pacientes que se submeteram à cirurgia de cabeça e pescoço, fazemos o uso de seringa para a introdução do alimento. Estudos demostraram que oferecer o alimento com a colher causou menos penetração e aspiração quando comparada com a oferta de alimento no copo. Quando é permitido que os pacientes bebam no copo, estes tendem a dar um grande gole e aspiram; e, quando aspiram ou sofrem penetração, é difícil encorajá-los a tentarem dar um novo gole. Além disso, dependendo do utensílio utilizado, a postura da cabeça pode se modificar.

2. *Temperatura:* é uma das técnicas para aumentar o *input* sensorial e apresentar o bolo alimentar gelado ao indivíduo.

   Os alimentos frios diminuem o tempo de trânsito oral da deglutição e, consequentemente, melhoram o tempo de início da deglutição faríngea. Alimentos com temperatura diferente da mucosa oral oferecem uma pista

A REABILITAÇÃO DA DISFAGIA OROFARÍNGEA

mais evidente que um alimento com a mesma temperatura da cavidade oral. Já alimentos com temperatura morna podem relaxar as estruturas da cavidade oral, aumentando o tempo de preparo do bolo.

3. *Consistência:* trabalhamos com as consistências líquida, líquido-pastosa e sólida. A eliminação de algumas dessas consistências alimentares deverá somente ocorrer se nenhuma estratégia compensatória for eficiente. Com o decorrer da terapia, deve-se aumentar o grau de dificuldade da consistência do alimento. De acordo com a consistência e a viscosidade do bolo alimentar oferecido ao paciente, ocorrem mudanças na fisiologia na deglutição orofaríngea. E, quanto mais viscoso for o alimento, maior a força empregada pela língua na fase oral. Já o volume não apresenta interferências e há a menção de redução do diâmetro de abertura do esfíncter esofágico superior durante a deglutição de alimentos de consistência sólida quando comparada com a consistência líquida.

4. *Volume:* oferecer o alimento em quantidades menores e velocidade reduzida é uma forma de eliminar os riscos de aspiração dos pacientes.

   Consideramos ideais volumes a partir de 2 mL, pois são mais funcionais à deglutição por aumentar a pista sensorial devido ao seu peso, ressalvados alguns casos de pacientes que apresentam grande risco de aspiração, sendo melhor iniciar com volumes menores.

5. *Estimulação sensorial:* as modificações no processo dinâmico da deglutição podem ocorrer devido a uma hipo ou hipersensibilidade intraoral.

   E, para trabalhar a sensibilidade intraoral, a deglutição faríngea e a gustação, a técnica mais comum é a estimulação tátil-térmica, que pode ser realizada por meio da estimulação digital com dedo de luva, com cotonetes gelados associados a algum sabor, espelhinho laríngeo ou com cabo da colher de metal, sendo esta colocada no gelo por alguns segundos. O movimento realizado é sempre da região mais anterior para a posterior intraoralmente, e idealmente em toda a orofaringe.

Os materiais com diferentes texturas (ásperos, rugoso, pontiagudo, liso) podem ser utilizados como estímulo. Lembramos que, em alguns casos de pós-operatório por câncer de cavidade oral, este estímulo só pode ser realizado a partir do 16° dia após a cirurgia e com previa autorização médica.

As regiões intraorais a serem estimuladas são: gengivas; papila retroincisal; laterais, ponta, meio e base de língua. Sempre que estimular, o terapeuta deve aguardar a resposta do paciente e, se possível, oferecer o alimento após o estímulo para, assim, trabalhar a função propriamente dita.

A estimulação tátil-térmica perioral também é bem-vinda, pois a ausência deste estímulo provoca hipersensibilidade da região facial.

É importante salientar que a frequência e a intensidade com que essas estimulações são realizadas interferem na resposta do paciente. Nos indivíduos com hipersensibilidade, o estímulo deve ser aplicado leve e rapidamente; já, nos que apresentam hipossensibilidade, o estímulo deve ser realizado com mais força e lentamente.

E, para estimular a reação da deglutição (deglutição faríngea), realizamos a estimulação tátil-térmica tocando os receptores que se encontram nos pilares anteriores das fauces e, sempre que possível, em toda a orofaringe. Este estímulo deve ser realizado quatro a cinco vezes consecutivas e firmemente com espelho laríngeo gelado várias vezes ao dia. E podemos também utilizar material como cotonetes gelados associados a algum sabor ou com cabo da colher de metal, sendo esta colocada no gelo por alguns segundos antes do estímulo, como também, estimular com oferta de gelo batido para o paciente deglutir.

A terapia de estimulação tátil-térmica nos pilares anteriores das fauces em indivíduos normais mostrou que os estímulos mecânico, gelado e gustativo associados resultaram em uma redução do tempo de latência do início da deglutição. Comparados com os indivíduos que não foram estimulados, demonstraram que a estimulação dos pilares anteriores das fauces provoca uma mudança na excitabilidade corticobulbar na faringe e no comportamento da deglutição.

Para estimularmos a gustação, é importante utilizarmos diferentes sabores como amargo, azedo, doce e salgado. É sabido que indivíduos que ingeriram misturas cítricas reduziram as penetrações e aspirações quando comparados com indivíduos que ingeriram água natural. Observou-se também um aumento da deglutição espontânea após a ingestão de ambos os estímulos. Acredita-se que a deglutição de alimentos cítricos aumenta a gustação e estimula o nervo trigêmeo, ou seja, aumenta a capacidade de percepção dos receptores.

O alimento oferecido ao paciente apresenta importâncias nutricional e social, e deve ser, principalmente, um ato prazeroso. Portanto, antes de sentir o gosto, o paciente necessita ver e sentir o cheiro do alimento para que, assim, inicie o ato da degustação.

Caso o paciente não goste da apresentação e do odor do alimento, fica difícil convencê-lo a se alimentar por via oral. A refeição tem que se iniciar e finalizar prazerosamente. Em geral, cores abertas e quentes, como laranja, amarelo e vermelho, estimulam o apetite. Já cores fechadas e frias, como verde e azul, não abrem o apetite. Juntamente com a equipe de nutrição, temos que apresentar e introduzir o alimento da forma mais prazerosa possível.

É importante lembrar que as sondas nasoenterais evitam que o paciente aspire alimentos, porém não as secreções orais, que são as responsáveis por muitas das pneumonias aspirativas.

Acreditamos muito na importância da higienização oral antes de iniciarmos a terapia. Observamos que, após esta, os pacientes apresentam maior percepção dos estímulos sensoriais, deglutem mais vezes, e diminui-se o risco de pneumonia aspirativa. Existem estudos que comprovam que a aspiração traqueal das bactérias existentes na secreção oral é um importante fator de

A REABILITAÇÃO DA DISFAGIA OROFARÍNGEA

risco para pneumonia aspirativa, e que o índice de pneumonia diminui quando os pacientes realizam a higienização oral.

Como estamos falando de estimulação sensorial, vale a pena ressaltar uma manobra que vem sendo utilizada para reabilitar o olfato dos pacientes que foram submetidos a uma laringectomia total. A olfação é um processo passivo que ocorre durante a respiração nasal. Os laringectomizados totais perdem a capacidade da respiração passiva, pois o trajeto do fluxo de ar é mudado em decorrência da traqueostomia definitiva, o que resulta em diminuição do olfato e do paladar, com consequente inapetência. E, para a reabilitação da olfação, existe uma técnica chamada *polite yawning*, que significa "bocejo educado". Os pacientes são instruídos a fazer um movimento extenso de bocejo enquanto mantêm firmemente os lábios ocluídos e, simultaneamente, abaixando a mandíbula, o assoalho da boca, a língua, a base da língua e o palato mole. Este movimento cria uma pressão negativa na cavidade oral e na orofaringe, resultando no direcionamento do ar para o nariz e estimulando, assim, as células dos receptores olfativos. Estes movimentos devem ser repetidos várias vezes de forma rápida para que aumente a efetividade da manobra. Em geral, seu treino é realizado em uma sessão de 30 minutos e monitorado por um manômetro de água para que o paciente e o terapeuta tenham um *feedback* visual e verifiquem se a manobra está sendo ou não executada corretamente.

EXERCÍCIOS PARA O CONTROLE DO BOLO ALIMENTAR
O trabalho direcionado à melhora do controle oral tem como objetivo que o bolo seja bem preparado e posicionado para ser deglutido. Exercícios isométricos, isotônicos e isocinéticos podem ser aplicados dependendo do objetivo do terapeuta. Algumas possibilidades de exercícios seguem abaixo:

- *Língua:* movimentação anteroposterior, o que ao mesmo tempo promove a elevação e o abaixamento da laringe, lateral, elevação e depressão; movimento de sucção de língua contra o palato; movimentação dos pontos cardeais associados com resistência, podendo ser ajudado com a espátula; emitir o som "ka/ka/ka", pois, quando realizado com precisão, ajuda a melhorar o contato da base da língua com a parede posterior de faringe. Verificou-se o efeito de três técnicas para melhorar o movimento posterior da base da língua por meio da videofluoroscopia. Observou-se que a técnica de gargarejar foi a que melhor mostrou a retração da base da língua.
- *Mandíbula:* massagem na região de masseter e temporal, exercícios de abertura de boca, anteriorização e lateralização; movimento de abertura associado a resistência manual.
- *Bucinador:* exercícios de sucção de bochechas; exercícios de sucção com oposição de força por meio de espátula.
- *Orbicular dos lábios:* estiramento e protusão; exercícios de protrusão com oposição de força por meio da espátula.

Com o objetivo de melhorar o controle oral, podemos trabalhar o controle do bolo alimentar utilizando gaze presa externamente. Dentro da gaze colocamos alimentos de diversas consistências e volume, e pedimos para que o paciente tente manipulá-los. Podemos dar pistas para que lado queremos a manipulação por meio do monitoramento da gaze. O grau de dificuldade vai aumentando a partir da evolução do paciente. Ainda com a gaze, podemos trabalhar a sucção do paciente embebendo-a em liquidificados. Estudos com eletromiografia na musculatura labial provaram que ingerir líquido por meio de um canudo produz maior atividade mioelétrica dos músculos labiais do que quando estamos fazendo a máxima compressão dos lábios. Acredita-se que existe a possibilidade de músculos adicionais agirem durante a sucção com canudo. Observou-se também que, com o uso do canudo, pacientes que apresentam diminuição da força da musculatura labial têm menor possibilidade de escape oral.

O que mais importa na execução destes exercícios é a precisão da força e mobilidade com que estes são realizados, o que também dependerá da colaboração e capacidade cognitiva do paciente.

MANOBRAS POSTURAIS

As manobras posturais são as primeiras estratégias utilizadas durante a reabilitação da deglutição, pois não requerem um aprendizado e só é necessária uma habilidade mínima para seguir instruções. Exigem menos tempo e um esforço menor por parte do paciente. As posturas não mudam a fisiologia da deglutição, e sim, mudam as dimensões faríngeas e o fluxo gravitacional da comida. Têm como objetivo facilitar a eficiência e a segurança da passagem do bolo da cavidade oral para a faringe e o esôfago. São métodos compensatórios, porém temporários.

Manobra de Proteção de Vias Aéreas à Deglutição

- *Manobra supraglótica:* os pacientes são orientados a prender a respiração, deglutir e tossir. Esta manobra melhora o fechamento das vias aéreas antes e depois da deglutição no nível da glote, e reduz as chances de aspiração antes, durante e após deglutição.
- *Manobra supersupraglótica:* os pacientes são orientados a segurar o ar com força mantendo a tensão nos músculos abdominais, deglutir e tossir. Esta manobra exige que o ar seja segurado com mais força do que na deglutição supraglótica, visando ao contato da aritenoide com a base da epiglote para o fechamento do vestíbulo laríngeo. Tem como objetivo melhorar o fechamento das vias aéreas antes e durante a deglutição no nível da entrada do vestíbulo laríngeo e da glote. Costuma ser particularmente eficaz em pacientes tratados cirurgicamente de câncer de cavidade oral, orofaringe e laringe.

A REABILITAÇÃO DA DISFAGIA OROFARÍNGEA

As manobras não são suficientes para prevenir penetrações e/ou aspirações em médio e longo prazos, sendo necessária a execução de exercícios que têm o objetivo de proteger as vias aéreas à deglutição, como:

- *Aumento de adução glótica:* exercícios de adução glótica podem ser utilizados como complemento às manobras de proteção de vias aéreas nos casos de pacientes que apresentam paresia ou paralisia de prega vocal. Exercícios de empuxo, resistência glótica e ataque vocal brusco auxiliam na melhoria da eficiência glótica. Esses exercícios devem ser utilizados com cautela e para casos selecionados a fim de evitar alterações vocais.

- *Elevação laríngea:* as aspirações durante a deglutição podem ser decorrentes de alterações da elevação, anteriorização e simetria laríngeas. Podemos trabalhar essas alterações laríngeas com exercícios de hiperagudos, modulação vocal e movimento anteroposterior de língua.

- *Escarro:* solicita-se que o paciente faça o movimento de escarro e em seguida degluta. Esta manobra auxilia na retirada de resíduos da entrada de vias aéreas e/ou recessos faríngeos, como também trabalha o movimento da parede posterior da faringe e aumenta o contato da base da língua com a parede posterior da faringe.

- *Mobilidade faríngea:* solicita-se que o paciente faça a fonação da vogal "i" em intensidade média-alta, aguda e entrecortada ("i-i-i-i-i"). Outro exercício solicitado é emitir "ri-ri-ri-ri-ri". Estes exercícios estimulam a aproximação das paredes laterais da faringe, aumentando a pressão da faringe e empurrando o bolo alimentar para o esôfago.

TÉCNICAS DE INDUÇÃO DA DEGLUTIÇÃO
A prática clínica possibilitou a observação que movimentos específicos que realizávamos durante a reabilitação da deglutição induziam a deglutição. Estes auxílios específicos são:

- *Introdução da colher sem alimento:* observamos que alguns pacientes que apresentam fase oral alterada, caracterizada por um aumento do trânsito oral, propriocepção alimentar diminuída, redução do contato da língua com a parede posterior da faringe, dificuldade na propulsão do bolo ou atraso da deglutição faríngea, podem ter estase alimentar na cavidade oral e na orofaringe. Verificamos que, ao introduzirmos a colher na cavidade oral sem alimento como se estivéssemos oferecendo o alimento, geramos o ato da deglutição, resultando na limpeza das estases alimentares na cavidade oral e na orofaringe.

- *Abaixamento da ponta da língua:* o abaixamento da ponta da língua com uma colher ou espátula pode auxiliar o movimento da deglutição e aumentar a percepção do paciente.

- *Manipulação digital na gengiva:* a manipulação digital para estimulação sensorial também pode ser utilizada com o objetivo de aumentar a percepção do paciente e, consequentemente, auxiliar na deglutição.

TRAQUEOSTOMIZADO

Quando somos chamados para avaliar um paciente que está traqueostomizado, precisamos, primeiramente, saber quais são as condições clínicas deste paciente. Devemos saber que tipo de cânula este paciente está usando, se pode ou consegue manter o *cuff* desinsuflado, a quantidade, coloração e espessura da secreção, e se é dependente total ou parcial de ventilação mecânica.

A realização da traqueostomia em um paciente neurogênico e nos submetidos às cirurgias de câncer de cabeça e pescoço tem como objetivo garantir a respiração do paciente nos casos de edema laríngeo, quantidade excessiva de secreção pulmonar, necessidade de ventilação mecânica ou por risco de aspiração pulmonar. Porém, a realização dela acarreta consequências à deglutição.

A presença da cânula traqueal causa tracionamento da traqueia para baixo, fixação traqueocutânea e tem como resultado a redução da excursão laríngea, o que influencia na proteção das vias aéreas, na propulsão do bolo alimentar, dificulta a abertura da transição faringoesofágica, e aumenta as estases na região da hipofaringe. Pode-se esperar que ocorra penetração laríngea e/ou aspirações traqueais, principalmente durante e após a deglutição.

1. O uso de cânulas com *cuff* insuflado pode levar à obstrução esofagiana, o que promove acúmulo de alimento na transição faringoesofágica, facilitando as aspirações traqueais após a deglutição.
2. Sua presença pode acarretar alterações vocais, no processo de umidificação, aquecimento e filtragem do ar, no olfato e no paladar.
3. O desvio do ar expirado pela cânula dificulta a limpeza das secreções laríngeas e altera os mecanismos de defesa, como a tosse.
4. A presença da cânula de traqueostomia por longos períodos acarreta a redução da sensibilidade laríngea.
5. Perda da pressão positiva, que modifica a resistência do fluxo aéreo, o que pode alterar a coordenação do fechamento glótico.

Após uma avaliação clínica bem-feita, para iniciarmos a reabilitação da deglutição no paciente traqueostomizado, o ideal seria poder manter o *cuff* desinsuflado durante a fonoterapia. Porém, isso não é possível em todos os casos. Dependerá das condições clínicas do paciente, sendo muitas vezes necessário iniciar fonoterapia com *cuff* insuflado. Deve ser ressaltada a necessidade da aspiração da cânula de traqueostomia por um fisioterapeuta ou pela equipe de enfermagem, ou por um fonoaudiólogo habilitado para tal procedimento. Lembrando que a aspiração é realizada, primeiramente, nas narinas; com a mesma sonda, aspira-se o conteúdo da cavidade oral e da faringe, troca-se a

A REABILITAÇÃO DA DISFAGIA OROFARÍNGEA

sonda e aspira-se a traqueia. Não se deve aspirar a traqueia com a mesma sonda que passou pelo nariz e pela cavidade oral, pois aumenta o risco de infecção. O paciente que pode ficar pelo menos com o *cuff* parcialmente desinsuflado permite que se utilizem as habilidades de proteção das vias aéreas como tossir, pigarrear, expectorar as secreções e fazer vocalizações. Tais habilidades seriam mais efetivas caso o *cuff* estivesse totalmente desinsuflado. Se o indivíduo conseguir realizar estas habilidades efetivamente ou de forma parcial, podemos começar o treino de via oral. Porém, antes de iniciar este treino, para determinarmos a competência das vias aéreas, podemos ter uma ideia objetiva se o indivíduo está ou não aspirando por meio do *blue dye test*. Esse teste consta da aplicação de algumas gotas (em torno de três a quatro gotas) de anilina azul sobre a língua do paciente durante um período de 48 a 72 horas, seguindo-se um protocolo de aspiração. Estas gotas vão se misturar com a saliva ou com o alimento (caso esteja sendo testado) e o indivíduo vai degluti-las. O paciente é aspirado imediatamente após a deglutição e de 15 a 30 minutos em um período de 2 horas para ser observada a presença ou não de secreção corada na traqueia. Sendo positivo, concluímos que algum mecanismo de proteção das vias aéreas está falho e resultando em aspiração traqueal. É orientado a toda a equipe que documente a presença do conteúdo corado na traqueostomia durante o procedimento de aspiração. Este teste não tem como objetivo determinar se o paciente é candidato ou não à via oral. Mesmo ficando evidenciado que o paciente aspirou, não fica clara a causa, o momento ou a quantidade do conteúdo aspirado. É um teste útil, porém apresenta suas limitações, necessitando, assim, que os seus resultados sejam bem interpretados. Um estudo de Belafsky *et al.* (2003) relata que a sensitividade deste teste foi de 82%, e que a sensitividade do mesmo foi maior (100%) quando aplicado em indivíduos com ventilação mecânica.

Quando se suspeita de aspiração do refluxo da dieta enteral que está sendo oferecida por meio da sonda nasogástrica ou gastrostomia, mesmo estando com o *cuff* insuflado, sugere-se misturar a anilina azul à dieta enteral para confirmarmos a suspeita.

A partir do momento em que o paciente está conseguindo manter a saturação de oxigênio, a frequência respiratória e o batimento cardíaco com o *cuff* desinsuflado, temos que dar início ao trabalho de oclusão traqueal para normalizar o fluxo aéreo, melhorar a sensibilidade da laringe, os mecanismos de proteção de vias aéreas e possibilitar uma deglutição mais eficiente, reduzindo o potencial de aspiração. É que a manutenção de um sistema subglótico fechado permite o aumento da pressão subglótica, que é fundamental para a eficiência da deglutição. É sugerido para os pacientes que não estão acostumados a ficarem com a traqueostomia ocluída, iniciando o treino de oclusão de 5 a 10 segundos. Quando começarem a lidar melhor com seu fluxo aéreo, vamos aumentando o tempo de oclusão gradativamente. Durante este treino, solicitamos tarefas de vocalização como variação do *pitch*, por exemplo, e assim podemos observar como está a qualidade vocal do indivíduo, se a voz está ou não molhada (indicativo de penetração e/ou aspiração laríngea), e sua capacidade de lidar com a secreção e a elevação laríngeas. Devemos observar também como está a elevação laríngea por meio da deglutição da saliva.

A oclusão da traqueostomia não diminui o risco de aspiração. Sugere-se que o tempo de oclusão tem um importante papel na fisiologia da deglutição, ou seja, quanto maior o tempo de oclusão, mais vantajoso é para a deglutição.

Normalmente, treinamos a oclusão da cânula de traqueostomia com a borracha do êmbolo da seringa, ou podemos ocluir a mesma com uma gaze em formato cilíndrico, sem esquecer de prender suas extremidades na fita que segura a cânula de traqueostomia. Caso não seja tomado este cuidado, o paciente pode sufocar-se em algum momento de inspiração. Preferimos o uso da borracha do êmbolo da seringa. É importante instruir o indivíduo que, durante este treino, caso tenha sensação de sufocamento ou falta de ar, é só retirar a borracha ou gaze de traqueostomia.

No caso de o paciente ter condições clínicas, pode ser utilizada também uma válvula de fala unidirecional, que é adaptada na cânula interna da traqueostomia, permitindo a entrada do ar durante a inspiração e seu fechamento na expiração, e dirigindo o fluxo de ar para traqueia, laringe, pregas vocais e cavidades oral e nasal. Nos pacientes que são dependentes de ventilação mecânica, o quadro pulmonar é estável e eles suportam a desinsuflação do *cuff*, na qual pode ser utilizada uma válvula de fala chamada *passy-muir*.

Esta válvula é um pequeno dispositivo colocado entre a cânula de traqueostomia e o ventilador mecânico, o que permite a entrada de ar nos pulmões, mas não permite sua saída pela cânula. Além de possibilitar a comunicação oral, também propicia a melhora do olfato e da gustação, melhora da proteção das vias aéreas e, consequentemente, reduz o risco de aspirações. Auxilia também no gerenciamento das secreções, diminui o tempo de decanulação e, principalmente, fornece uma melhor qualidade de vida ao paciente.

A realização de ausculta cervical em pacientes traqueostomizados e dependentes de ventilação mecânica é mais difícil devido à interferência do aparelho e pelo fluxo aéreo estar modificado.

A reabilitação propriamente dita do paciente traqueostomizado não difere daquela dos outros tipos de pacientes que apresentam disfagia. Fora o que foi dito anteriormente, o raciocínio clínico é o mesmo quanto às terapias direta, indireta e manobras utilizadas. É sempre bom lembrar que, durante a reabilitação do paciente traqueostomizado, seja com ou sem via oral, o terapeuta deve estar sempre atento à ocorrência de queda da saturação do oxigênio e se a pressão sanguínea se mantém, pois estes sinais podem ser indicativos de que o paciente está aspirando ou tendo queda do quadro geral, sendo necessário interromper a estimulação imediatamente.

A REABILITAÇÃO DA DISFAGIA OROFARÍNGEA

TÉCNICAS DE MONITORAMENTO

As técnicas de monitoramento por meio do *biofeedback* oferecem a visualização de alguns componentes da deglutição por intermédio da manipulação digital, visualização de imagens ou gráficos, ou monitoramento auditivo que podem ser valiosos tanto para o paciente quanto para o terapeuta.

- *Percepção da elevação laríngea:* durante a deglutição com o bolo alimentar, solicita-se que o paciente coloque sua mão na laringe do terapeuta enquanto este estiver engolindo e depois em sua própria laringe para que ele possa comparar e perceber o movimento adequado da laringe durante a deglutição. Esta técnica pode ser chamada de *biofeedback* indireto.
- *Videoendoscopia (FEES, FEEST), videofluoroscopia, eletromiografia de superfície, ultrassom, cintilografia, ausculta cervical, oximetria de pulso:* estes *biofeedbacks*, cada um com sua função, são utilizados durante a deglutição do bolo alimentar, permitindo que o terapeuta e o paciente observem as estruturas anatômicas, e verifiquem a eficácia e o desempenho das manobras e técnicas utilizadas no momento do exame. Também é possível perceber se o paciente está penetrando e/ou aspirando o alimento por meio da visualização de imagens, gráficos ou monitoramento auditivo.

E todas as manobras descritas anteriormente não dão, de forma obrigatória, o resultado esperado e nem sempre são efetivas, se isoladas. Muitas vezes necessitam estar associadas a outras posturas para termos uma maior efetividade. Temos que testá-las sempre utilizando as técnicas de monitoramento para confirmarmos sua funcionalidade.

BIBLIOGRAFIA

American Psychiatric Association. Diagnostic and statistical manual of mental disorders. 4th ed. Washington, DC: American Psychiatric Press; 1994.

Barbosa EA. Fonoaudiologia & home care. Rio de Janeiro: Revinter; 2017.

Barbosa EA. Manual prático de disfagia para home care. Rio de Janeiro: Revinter; 2018.

Barbosa EA. Profissionais da saúde & home care. Rio de Janeiro: Revinter; 2016.

Belafsky PC, Postma GN, Koufman JA. The association between laryngeal pseudosulcus and laryngopharyngeal reflux. Otolaryngol Head Neck Surg 2003;126:649-52

Bradley SG, Good P, Rasool CG, Adelman LS. Morphometric and histochemical studies of peripheral nerves in amyotrophic lateral sclerosis. Ann Neurol1983;14:267-77.

Dalchan R, Kirkley J, Fabre JW. Monoclonal antibody to a human leukocyte specific membrane glycoprotein probably homologous to the leucocyte common (L-C) antigens of the rat. Eur J Immunol 1980;10:737-744.

Hanyu N, Oguchi K, Yanagisawa N, Tsukagoshi H. Degeneration and regeneration of ventral motor fibers in amyotrophic lateral sclerosis. Morphometric studies of cervical ventral. J Neurol Sci 1982;55:99-115.

Julien R & Ferrer X. Multiple sclerosis: an overview. Biom Pharmacotherapy 1989;43:335-46.

Kawamata T, Akiyama H, Yamada T, McGeer PL. Immunologic reactions in amyotrophic lateral sclerosis brain and spinal cord tissue. Am J Pathol 1992;140:691-707.

Lampson LA, Kushner PD, Sobel RA. Major histocompatibility complex antigen expression in the affected tissues in amyotrophic lateral sclerosis. Ann Neurol 1990;28:365-72.

Matis L, Glimcher L, Paul W, Schwartz R. Magnitude of response of histocompatibility-restricted T-cell clones is a function of the product of the concentrations of antigen and Ia molecules. Proc Natl Acad Sci USA 1983;80:6019-22.

Mazzuca M, Lhermitte M, Lafitte, Poussel P. Use of lectins for detection of glycoconjugates in the glandular cells of the human bronchia mucosa. Histochem Cytochem 1982;30:956-966.

LASER APLICADO NA INFÂNCIA

CAPÍTULO 21

Elizangela Aparecida Barbosa

O mundo está cada dia mais tecnológico e o que há de mais moderno hoje na área da saúde é o tratamento com *laser* para as diversas especialidades da saúde.

A laserterapia vem auxiliar os profissionais de saúde em suas práticas diárias como uma ferramenta complementar ao trabalho. A seguir algumas profissões que já utilizam essa ferramenta.

Na Odontologia, é usado *laser* de alta potência acima de 500 mW, como o *laser* cirúrgico com efeito de corte para vaporizar, carbonizar, e coagular as células e tecidos do corpo humano.

Já na Fisioterapia, Fonoaudiologia, Enfermagem, Nutrição e Estética, é usado *laser* de baixa potência de até 500 mW com efeito diagnóstico ou terapêutico e com ação sobre o trofismo celular.

O *laser* de baixa potência para o diagnóstico é utilizado na espectroscopia, fluorescência e *biospeckles*.

O *laser* de baixa potência para o tratamento é utilizado na laserterapia e na terapia fotodinâmica (PDT).

É um tratamento não invasivo com baixa contraindicação e não medicamentoso que consiste na absorção da luz e sua utilização na atividade celular. O estímulo luminoso é o gatilho para a regulação do metabolismo.

O *laser* deve ser indicado com critérios e dentro de um plano terapêutico, e sua aplicação deve ser realizada por profissionais habilitados a fim de garantir resultados satisfatórios.

O *laser* tem ação sobre diversos tecidos: ósseo, epitélio, conjuntivo, muscular e nervoso. E cada tecido interage de maneira diferente com os diversos comprimentos de onda.

Na laserterapia, os comprimentos de onda com maior penetração no tecido humano são o vermelho e o infravermelho.

A laserterapia é aplicada localmente pele via sistêmica, que é o ILIB por intermédio de uma pulseira, no qual a luz percorre a corrente sanguínea.

Ela tem efeitos cicatrizante e analgésico. Vejam a seguir algumas das doenças que, tratadas com *laser*, melhoram a qualidade de vida de seus pacientes:

Alzheimer, Parkinson, autismo, esclerose múltipla lateral, disfagia, síndrome de Guillain-Barré, síndrome de Rett, acidente vascular cerebral (AVC), acidente vascular cerebral encefálico (AVCE), esclerose múltipla amiotrófica, demências, paralisia facial, problemas vocais, rinite, disfonia, paralisia motora, entre outras (Figs. 21-1 e 21-2).

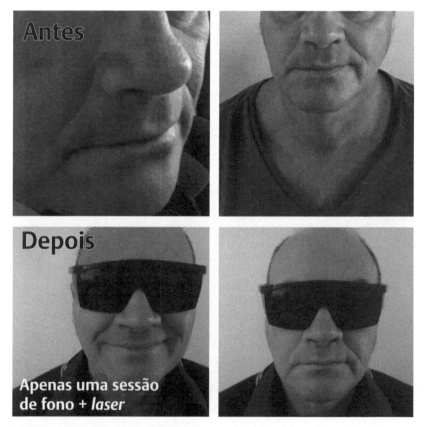

Fig. 21-1. Laserterapia em paralisia facial.

LASER APLICADO NA INFÂNCIA

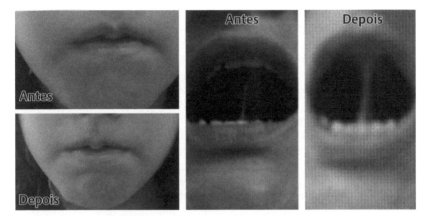

Fig. 21-2. Laserterapia em alterações de motricidade orofacial.

MECANISMOS DE AÇÃO

A) O *laser* é aplicado sobre o tecido com determinada onda, potência, tempo, energia e exposição radiante, sempre de acordo com as características do tecido e do problema acometido.

B) O estímulo é absorvido pelo tecido no nível celular inicialmente, já que as células possuem cromóforos (ou fotorreceptores), que podem ser enzimas, moléculas da membrana celular ou qualquer outra estrutura que tenha afinidade pelo comprimento da onda aplicado (vermelho ou infravermelho).

C) Ao ser absorvido na célula, também é absorvido no átomo, onde ocorre o deslocamento da órbita dos elétrons promovendo excitação nos mesmos que, ao retornarem ao estado anterior, liberam ATP, que será utilizado pelas células desse tecido para o desenvolvimento de suas funções.

D) Em consequência, há reações bioquímicas que favorecem a resposta biológica pretendida (anti-inflamatória, analgésica, cicatricial, antiedematosa, reparação nervosa/muscular e antibactericida) e permitem a proliferação celular e a síntese proteica.

EFEITOS TERAPÊUTICOS

A) *Efeito analgésico:* a radiação age desde os receptores periféricos até o SNC, promovendo o alívio da dor, especialmente nos casos de dor crônica, pela estimulação da liberação de betaendorfinas.

B) *Efeito anti-inflamatório:* há redução da inflamação por estímulos de reabsorção de exudatos e eliminação de substâncias alógenas. Além disso, há interferência na síntese de prostaglandinas que levam à redução da inflamação, bem como ação na microcirculação que, acelerada, reduz o edema e elimina o acúmulo de catabólitos. Finalmente, há efeitos na redução do consumo de oxigênio e glicose nas células.

C) *Efeito antiedematoso:* ocorre redução do edema pelo estímulo à microcirculação, que favorece a drenagem do plasma, bem como a ação fibrinolítica.

D) *Efeito cicatrizante:* pelo aumento da produção e liberação de ATP nas células, há estímulo à mitose e ao metabolismo, ocorre vasodilatação local e aceleração da reparação tecidual. Além disso, também influencia na proliferação celular do endotélio, contribuindo na angiogênese e, consequentemente, na aceleração do reparo de feridas.

E) *Reparação de lesão muscular:* a lesão muscular promove danos na estrutura celular do tecido, prejudicando sua função. Essas alterações na estrutura da célula promovem o processo de inflamação no tecido muscular, que é composto basicamente por três fases: degeneração, reparo e remodelamento. Essas fases apresentam características específicas e fundamentais para a adequada restauração da estrutura e função do tecido muscular lesado. Na regeneração de nervos periféricos, os nervos periféricos são alvo constante de lesões traumáticas que podem resultar em déficits motores com o decorrer do tempo que alteram suas propriedades mecânicas e neuroquímicas, bem como podem proporcionar complicações irreversíveis.

F) *Efeito antibactericida:* a terapia fotodinâmica (PDT) é uma modalidade de fototerapia que se utiliza do *laser* vermelho associado a um fotossensibilizador (ou corante, que geralmente é uma solução de azul de metileno a 0,005%) e ao oxigênio para promover ação antimicrobiana e favorecer a cura de patologias como herpes, candidíase e quaisquer infecções localizadas superficiais.

LASERTERAPIA SISTÊMICA (ILIB)

A laserterapia sistêmica (ILIB) é uma modalidade terapêutica que consiste na irradiação do sangue.

A laserterapia sistêmica teve início na então União Soviética em 1970 e é realizada em todo o mundo com comprovação científica registrada em artigos nas principais revistas científicas do mundo e em vários estudos, e com resultados em diversas patologias diferentes.

A laserterapia sistêmica tem ação imunológica, pois ativa as células de defesa circulantes de forma preventiva, resultando em menor inflamação por lesão. A ação fotodinâmica em membranas aumenta a permeabilidade, favorecendo a entrada de cálcio e a estimulação celular (Fig. 21-3).

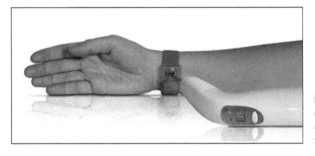

Fig. 21-3. Exemplo de aplicação da laserterapia sistêmica.

Principais Efeitos da Laserterapia Sistêmica
- Antioxidante.
- Antiagregante plaquetário – enzima PGEI2.
- Melhora da capacidade hemorreológica das hemácias.
- Efeitos anti-inflamatórios.
- Fotodesligamento do NO – angiogênese.
- Ação nos lípideos sanguíneos.
- Ativação de células do sistema imunológico.

Indicações da Laserterapia Sistêmica
- Irradiação em artéria radial.
- Melhora do sono.
- Melhora do humor e estado emocional.
- Melhor *performance* em esportes.
- Melhora da disposição em geral.
- Recuperação cirúrgica e pós-parto.
- Estresse, insônia e fadiga.
- Autismo.
- Complicações cardíacas e vasculares.
- Cicatrização mamilar no processo de amamentação.
- Recuperação de atletas.
- Doenças neurológicas.
- Doenças crônicas.
- Atraso no desenvolvimento.
- Síndromes.
- Doenças respiratórias como bronquite, asma etc.
- Artrites, fibromialgia e outras doenças inflamatórias.

Contraindicações da Laserterapia Sistêmica

- Pacientes que fazem uso de Marevan, antes de iniciar laserterapia, têm de ir ao médico realizar a substituição do medicamento.
- Pacientes em tratamentos oncológicos apenas com autorização do médico responsável.

Tratamento com Laserterapia Sistêmica

O tratamento é realizado por um profissional da saúde devidamente capacitado com curso de laserterapia com carga horária de no mínimo 20 horas com prática terapêutica.

É realizada uma avaliação na qual o paciente apresenta diagnóstico médico e o profissional avalia a necessidade e os benefícios da ILIB para cada caso. Vale ressaltar que o protocolo de aplicação é de 10 sessões contínuas para doenças crônicas e neurológicas; após as 10 sessões, manutenção de uma vez por semana.

O tempo de aplicação é cerca de 30 minutos ou metade do peso para crianças.

A ILIB tem efeitos cicatrizante e analgésico. Vejam a seguir algumas das doenças que podem ser tratadas com *laser*, melhorando a qualidade de vida de seus pacientes:

Autismo, diabetes, asma, bronquites, doenças cardiorrespiratórias, artrite, fibromialgia, doenças inflamatórias, Alzheimer, Parkinson, esclerose múltipla lateral, disfagia, síndrome de Guillain-Barré, síndrome de Rett, acidente vascular cerebral (AVC), acidente vascular cerebral encefálico (AVCE), esclerose múltipla amiotrófica, demências, paralisia facial, problemas vocais, rinite, disfonia, paralisia motora, entre outras.

MEDIDAS DE SEGURANÇA DA ILIB

Para a utilização da ILIB, existem algumas normas de segurança.

O *laser* não deve ser utilizado em:

A) Gestantes: ainda que não haja estudos demonstrando efeitos colaterais.
B) Em tecidos ou feridas com suspeita de tumores malignos.
C) Não pode ser aplicado em região ocular, sob risco de lesão e dano permanente na retina, por isso é obrigatório o uso de proteção ocular ao paciente e ao profissional.
D) Seguir regras de biossegurança para evitar contaminação.
E) Sendo obrigatório o uso de proteção ocular ao paciente e ao profissional, sugere-se a colocação de placa de advertência sobre esse aspecto. A luz *laser* não possui ainda exatidão na dosimetria, que nada mais é que a dose necessária para se obter o efeito final desejado. Ela depende das variáveis físicas citadas e de variáveis clínicas, tais como tipo de doença, número

LASER APLICADO NA INFÂNCIA

de pontos e aplicações, modo de aplicação, frequência de aplicação e doenças concomitantes, como também das variáveis de cada paciente, na quais se destacam o fototipo de pele, o estágio evolutivo da doença e o tipo de tecido irradiado. Visando avançar na discussão sobre dosimetria em ILIB, as comunidades científicas estão tomando iniciativas para a elaboração de um consenso em dosimetria, como nos documentos da World Association for Laser Therapy (WALT) de 2004, disponíveis na internet no *workshop* "Dosimetria em Laserterapia de Baixa Intensidade" do Incor, em 2007.

BIBLIOGRAFIA

American Psychiatric Association. Diagnostic and statistical manual of mental disorders. 4th ed. Washington, DC: American Psychiatric Press; 1994.

Andrade FSSD, Clark RMO, Ferreira ML. Efeitos da laserterapia de baixa potência na cicatrização de feridas cutâneas Rev Col Bras Cir 2014;41(2):129-33.

Andrade G, Villalpando KT. Avaliação clínica do laser de baixa potência no controle da dor, edema e do desconforto após cirurgia plástica periodontal. XX Encontro de Iniciação Científica, V Encontro de Iniciação em Desenvolvimento Tecnológico e Inovação. Campinas: PUC; 2015 set 22-23.

Barbosa EA. Fonoaudiologia & home care. Rio de Janeiro: Revinter; 2017.

Barbosa EA. Manual prático de disfagia para home care. Rio de Janeiro: Revinter; 2018.

Barbosa EA. Profissionais da saúde & home care. Rio de Janeiro: Revinter; 2016.

Camargo Filho JCS, Garcia BC, Kodama FY et al. Effects of aerobic exercise on the skeletal muscle of rats exposed to cigarette smoke. Rev Bras Med Esp 2011;17:416-9.

Costa SAP. Estudo do efeito analgésico do laser de baixa potência na mialgia dos músculos mastigatórios: estudo clínico randomizado duplo-cego. Dissertação de Mestrado. São Paulo: Universidade de São Paulo. Curso de Odontologia. Departamento de Odontologia; 2015.

Felismino AS, Costa EC, Aoki MS et al. Effect of lowlevel laser therapy (808 nm) on markers of muscle damage: a randomized double-blind placebo-controlled trial. Lasers Med Sci 2014;29(3):933-8.

Oliveira FB, Rocha GG, Silva Neto LS et al. Laser terapêutico de baixa intensidade na otimização e performance do movimento humano. Rev Acta Bras Mov Hum 2014;4(1):52-60.

Pelegrini S, Venâncio RC, Liebano RE. Efeitos local e sistêmico do laser de baixa potência no limiar de dor por pressão em indivíduos saudáveis Fisioter Pesq 2012;19(4):345-50.

ÍNDICE REMISSIVO

Entradas acompanhadas pela letra *f* em itálico indicam figuras.

A

Abscesso mamário, 71
  tratamento, 71
Acretismo placentário, 27
Alimentação(ões), 143
  alternativas, 148
  após 1 ano de idade, 147
  complementar, 143
  evitando o açúcar, 151
  início, 144
  método BLW, 144
  meu filho não come, 152
  uso de bebidas durante, 152
Amamentação, 59
  acessórios, 72
  aleitamento materno exclusivo, 62
  características do leite materno, 60
  como avalio se o bebê está mamando
    bem?, 64
  como oferecer as mamas, 62
  como o leite materno é produzido, 60
  dúvidas frequentes, 61
  mãe que não amamentou, 74
  o início da, 61
  posicionamento, 63
  possíveis intercorrências, 67
  preciso retornar ao trabalho, 65
  quando o leite desce?, 60
  sob livre demanda, 62
Ambliopia, 110
  definição, 110
  tipos, 110
  tratamento, 110
Anemia
  na gestação, 7
Anestesia
  no parto, 29
APGAR, 31
Asma, 139
  diagnóstico clínico, 139
  sintomas, 139
  tratamento, 140
Atividade física
  na gestação, 11
Atividade laboral
  durante a gestação, 10
Atividade sexual
  na gestação, 11
Autista
  transtorno do espectro, 77

B

Barlow e Ortolani
  manobra de, 90
Bebê
  acne neonatal, 54
  assaduras
    como evitar, 51
  choro do, 52
  colo faz mal?, 53
  descamação da pele, 54
  passeios com o, 53
  picos de crescimento, 56

primeiros dias do, 47
  amamentação, 48
  arroto após as mamadas, 48
  assaduras
    como evitar, 51
  banho, 49
  cólicas, 50
  cortar a unha, 49
  cuidados com o coto umbilical, 48
  evacuações e diurese, 50
  limpeza do ouvido, 49
  onde dormir, 53
  visitas, 51
  refluxo gastroesofágico no, 54
  saltos de desenvolvimento, 57
  soluços e espirros, 54
  vacinas, 55
Behaviorismo, 183
Beleza
  durante a gestação, 10
BERA, 83
BLW
  método, 144
Bomba elétrica
  retirada do leite com, 66
Bomba manual
  retirada do leite com, 66
Bristol
  protocolo, 31
Bronquiolite viral
  aguda, 135
    definição, 135
    exame físico, 135
    incidência, 136
    prevenção, 136
    sintomas, 135
    tratamento, 136

C

Candida albicans
  infecção da mama por, 69
Catch-up, 36
Ceratoconjuntivite primaveril, 114
  quadro clínico, 114
  tratamento, 114
Cesarianas
  indicações para, 26-28

Chadwick
  sinal de, 2
Colher dosadora
  modelo de, 67f
Conjuntivite alérgica, 113
  episódios, 114
  tratamento, 114
Conjuntivite neonatal, 112
  tipos de, 112
Conjuntivite viral, 113
  definição, 113
  transmissão, 113
  tratamento, 113
Constelação familiar sistêmica, 186
Cordão
  prolapso de, 28

D

Datação
  da gravidez, 6
Desenvolvimento humano, 181
  fases do, 182
  o que é, 181
  metas, 181
  teorias sobre o, 182-186
Desenvolvimento motor, 89
  curvas de crescimento, 95
  definição, 89
  importância da atividade física, 94
  na infância, 90
  neuropsicomotor
    atraso no, 92
      papel da fisioterapia no, 92
      doenças neuromusculares, 94
      má-formação congênita, 93
      paralisia cerebral, 93
  reflexos primitivos, 89
Desenvolvimento neurológico, 101
  avaliação da linguagem oral, 104
  de 0 a 18 meses, 101
  de 2 a 4 anos, 102
  dicas para auxiliar no desfralde, 104
  higiene bucal, 103
Desenvolvimento visual, 107
  acuidade visual, 107
Desfralde
  dicas para auxiliar no, 104

ÍNDICE REMISSIVO

Desmame precoce
  causas do, 71
Diabetes melito
  tipo I, 163
    complicações, 165
    conceitos, 163
    diagnóstico, 164
    papel do pediatra, 165
    prevenção, 168
    tratamento, 166
Dia da última menstruação (DUM), 6
Diarreias,140
  definição, 140
  prevenção, 141
  sintomas, 140
  tratamento, 140
Dieta
  macrobiótica, 149
  vegetariana, 149
Disciplina positiva
  um novo olhar sobre a educação dos
    filhos, 121
    aprenda a encorajar, 125-130
    empatia, 123
    erros e aprendizado, 124
    firmeza e gentileza ao mesmo
      tempo, 122
    foco em soluções, 123
    respeito mútuo, 123
    tempo positivo, 124
Disfagia orofaríngea
  reabilitação da, 197
    exercícios para o controle do bolo
      alimentar, 201
    manobras de aumento do input
      sensorial, 198
    manobras posturais, 202
    técnicas de indução
      da deglutição, 203
    técnicas de monitoramento, 207
    traqueostomizado, 204
Doença mão-pé-boca, 140
  causa, 140
  diagnóstico, 140
  sintomas, 140
Ducto nasolacrimal
  obstrução do, 113
    tratamento, 113

Ductos lactíferos
  bloqueio dos, 71
  desobstrução dos, 71

E
Estrabismo, 111
  causas, 111
  definição, 111
  tipos de, 111f
Exame obstétrico
  sinais no, 2

F
Fenômeno de Raynaud, 69
Ferro
  na gestação, 36
Fórmulas infantis
  na amamentação, 74

G
Galactocele, 71
  tratamento da, 71
Gestação
  atividade física, 11
  atividade laboral, 10
  atividade sexual, 11
  beleza, 10
  como diagnosticar uma, 1
  datação da, 6
  imunoglobulina humana anti-RH, 9
  meses ou semanas, 7
  múltipla, 27
  orientações de parto, 11
  pré-natal, 3
  saúde bucal, 10
  ultrassons, 6
  vacinação, 8
  viagens, 10
  vitaminas, 7
Gestalt
  teoria, 182
Golden hour, 31
Golden minute, 30
Greenberg
  período de, 26

Gripes e resfriados

no primeiro ano de vida, 134
sintomas, 134
transmissão, 134, 135
tratamento, 135

H

Hegar
sinal de, 2
Higiene bucal, 103
Hiperêmese
gravídica, 2
Hipoglicemia
neonatal, 31

I

Idade cronológica
e idade corrigida, 36
Imunoglobulina humana anti-RH
na gestação, 9
Infância
desenvolvimento motor na, 90
oftalmologia na, 107
Infecções
no primeiro ano de vida, 133
asma, 139
bronquiolite viral aguda, 135
como aumentar a imunidade, 134
criando imunidade, 133
diarreias, 140
doença mão-pé-boca, 140
gripes e resfriados, 134
lactente sibilante, 138
otites, 138
pneumonias, 137
quantas infecções são normais por
ano, 134
Ingurgitamento patológico, 69
manejo do, 69
Insinuação fetal, 23f
Internação domiciliar
na infância, 189
sistema *home care*, 190

J

Jean Piaget
teoria de, 184

K

Kluge
sinal de, 2
Kristeller
manobra de, 25

L

Lacrimejamento, 112
Lactente sibilante, 138
diagnóstico, 139
fatores de risco, 138
tratamento, 139
Lanolina
como deve ser usada, 73
Laser
aplicado na infância, 209
efeitos terapêuticos, 211
laserterapia sistêmica, 212
contraindicações, 214
indicações, 213
principais efeitos, 213
tratamento com, 214
mecanismo de ação, 211
medidas de segurança, 214
Leite materno
características do, 60
descida do leite, 60
produção de, 60
Leopold
manobra de, 5, 5f
Leucocoria, 114
diagnóstico, 115
exames, 115
Lev Vigotsky
teoria de, 183
Linguagem oral
avaliação da, 104
Lista de enxoval, 15
alimentação, 16
banho, 16
higiene e segurança, 16
para a mamãe, 16
passeio do bebê, 15
quarto do bebê, 15
roupas para o primeiro ano de vida, 17

M

Macrossomia
fetal, 28
Mamas
Candida albicans
infecção da mama pela, 69
no aleitamento, 62
Manobra
de Barlow e Ortolani, 90
de Kristeller, 25
de Leopold, 5
Mastite
tratamento, 70
Modelo Denver de Investigação
Precoce, 86

N

Nagele
regra de, 6*f*
Náuseas
na gestação, 2
Nobile-Budin
sinal de, 2
Noctúria
na gestação, 2

O

Obesidade infantil, 155
complicações, 157
conceitos, 155
diagnóstico, 156
papel do pediatra, 157
prevenção, 160
tratamento, 158
Oftalmologia
na infância, 107
ambliopia, 110
desenvolvimento visual, 107
estrabismo, 111
lacrimejamento, 112
oftalmia neonatal, 112
leucocoria, 114
refração, 109
Olhinho
teste do, 31
Organização Mundial da Saúde
(OMS), 5, 35

Osiander
sinal de, 2
Otites, 138
definição, 138
fatores de risco, 138
sintomas, 138

P

Palivizumabe
liberação da, 43
critérios para, 43
Paralisia cerebral
no bebê, 93
Parto, 21
anestesia no, 29
normal × cesária, 21, 26
orientações de, 11
consultas com o pediatra, 11
pediatra na sala de, 30
sala de, 30
teste da linguinha, 31
teste do olhinho, 31
teste do pezinho, 32
Partograma, 24
modelo de, 25f
Pega incorreta, 72
Piskacek
sinal de, 2
Placenta
descolamento prematuro de, 28
Pneumonia(s), 137
bacteriana, 137
diagnóstico, 137
prevenção, 138
tratamento, 138
viral, 137
diagnóstico, 137
sintomas, 137
Polaciúria
na gestação, 2
Pós-parto
ou puerpério, 45
acne neonatal, 54
choro do bebê, 52
colo faz mal?, 53
descamação da pele do bebê, 54

onde o bebê deve dormir nos primeiros dias, 53
passeios com o bebê, 53
picos de crescimento, 56
primeiros dias do bebê, 47
amamentação, 48
arroto após as mamadas, 48
banho do bebê, 49
cólicas, 50
como evitar assaduras no bebê, 51
cortar as unhas, 49
cuidados com o coto umbilical, 48
evacuação e diurese, 50
limpeza do ouvido, 49
refluxo gastroesofágico, 54
saltos de desenvolvimento, 57
soluços e espirros, 54
uso de vitamina A + D e sulfato ferroso, 55
vacinas, 55
visitas ao recém-nascido, 51
Prematuridade, 35
esquema de consultas, 35
idade cronológica e idade corrigida, 36
infecções e vacinas, 42
palivizumabe, 43
retinopatia da, 41
Pré-natal
na gestação, 3
exames solicitados no, 4
Pronação dolorosa, 117
atendimento, 118
definição, 117
diagnóstico, 118
estabilidade proximal, 118
ocorrência, 117
surgimento, 118

Q
Queimadura química, 114
tratamento, 114

R
Raynaun
fenômeno de, 69

Reflexo de busca, 89
Reflexo de Moro, 89
Refração, 109
exame de, 109
cicloplegia, 109
graus, 109
Regra
de Nagele, 6f
Retinopatia da prematuridade, 41
tratamento, 41
Rosquinhas de peito, 72
modelo de, 73f

S
Sala de parto
pediatra na, 30
Saúde bucal
na gestação, 10
Sinal
de Chadwick, 2
de Hegar, 2
de Kluge, 2
de Nobile-Budin, 2
de Osiander, 2
de Piskacek, 2
Sono
importância do
no desenvolvimento infantil, 169
ajudando meu filho a ter bons hábitos, 173
alimentação e sono, 176
cama compartilhada, 174
como ajustar o ambiente, 174
conversando com o bebê, 176
fisiologia, 169
hormônios importantes, 170
por que devo ajudar meu filho a dormir, 171
rotina e sua importância, 179
sono do bebê, 179
sono do recém-nascido, 177
Sutiã
na amamentação, 73
modelo para, 74f

ÍNDICE REMISSIVO

T
Tabagismo
na gestação, 12
Terapias complementares à saúde, 193
acupuntura, 193
aromaterapia, 194
arteterapia, 194
florais, 194
ioga e meditação, 194
massoterapia, 195
musicoterapia, 194
reiki, 194
Teste
do pezinho, 13
Toque vaginal
exame de, 22
Transtorno do espectro autista, 77
definição, 77
diagnóstico diferencial, 85
etiologia e fatores de risco, 77
identificação precoce, 80
investigação e diagnóstico, 83
prevalência, 77
quadro clínico, 78
comportamentos atípicos, 79
comunicação, 78
interação social, 78
tratamento, 85

U
Ultrassom(ns)
na gestação, 6
inicial, 6
via transabdominal, 6
via transvaginal, 6

V
Vacinação
na gestação, 8
no bebê prematuro, 42
Vesícula vitelínica, 6
Viagens
durante a gestação, 10
Vitaminas
A e D, 36
na gestação, 7
obrigatórias, 9

Z
Zinco
na gestação, 36